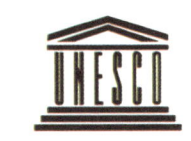

中医针灸

争奇斗艳的世界非物质文化遗产（彩图版）

吴雅楠 ◎ 编著

吉林出版集团股份有限公司

·长春·

前　言

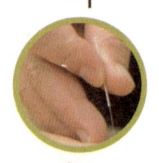

我国向联合国教科文组织申报并获准批复了30项世界非物质文化遗产。我们将其中的绝大部分非物质文化遗产收录，编排成16本"争奇斗艳的世界非物质文化遗产"系列丛书。具体内容我们将在这套丛书中做详尽的介绍。

2010年11月16日中国申报项目"中医针灸"正式通过联合国教科文组织保护非物质文化遗产政府间委员会第五次会议审议，被列入"人类非物质文化遗产代表作名录"。

针灸发源于中国，是中医的重要组成部分，也是中国优秀民族文化的代表，这个项目的成功申报是对中国传统医学文化的认可。

这对进一步促进"中医针灸"这一宝贵遗产的传承、保护和发展，提高国际社会对中华民族优秀传统文化的关注和认识，彰显国家软实力，增进中国传统文化与世界其他文化间的对话与交流，保护文化多样性都具有深远的意义。

针灸理论认为，人体作为一个"小宇宙"通过经络联系在一起，刺激这些经络可以促进人体的自我调节功能，以恢复健康。这种刺激包括在经络穴位上针刺或燃烧艾绒的方法，以达到恢复机体平衡，预防和治疗疾病的目的。

针刺，是根据人体的不同状态选择适宜的针具刺激特定的穴位，

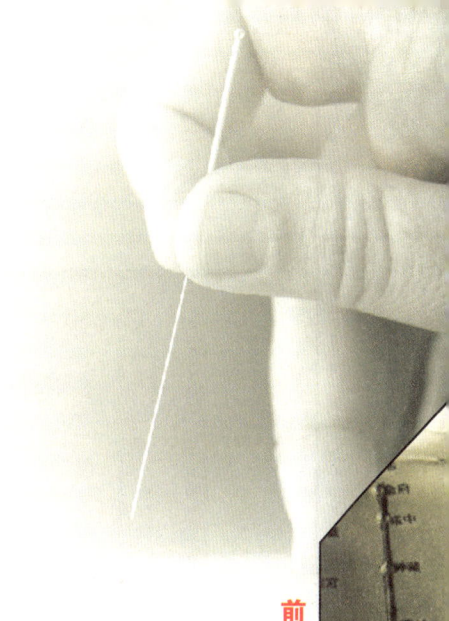

灸法通常分为直接灸与间接灸两种，用艾炷接触穴位灸灼，或用艾条并与体表保持一定距离热熏穴位。艾炷和艾条由干艾叶加工制成。

中医针灸被列入代表作名录，一方面有助于提高民族文化的保护意识，是还针灸以原貌，保护文化多样性的一种有效方式。另一方面，有助于促进传统针灸的保护、传承和未来的发展，促进针灸向世界的传播，通过针灸这个载体，增进中国传统文化与世界其他文化间的对话与交流，促进世界文化多样性。

中医针灸的申报成功，使中医针灸的自然、绿色健康理念与方法，在当今医学大环境下得到更多地了解、理解和尊重，为传统针灸理论方法提供更加良好的发展环境。

针灸不仅是中国的非物质文化遗产，也是人类非物质文化遗产之一，在世界范围内提高其共享度，使之成为服务于全人类生命健康的宝贵资源。

申报成功不是目的，而是为了更好地保护和传承。

我们相信，中医针灸在全社会的认知度将会进一步提升，与国际社会的对话交流将更为增强，在更大范围传承和发展这一人类文化遗产，为全人类的生命健康保障，维护世界文化多样性和人类的可持续发展发挥更积极的作用。

目 录 MULU

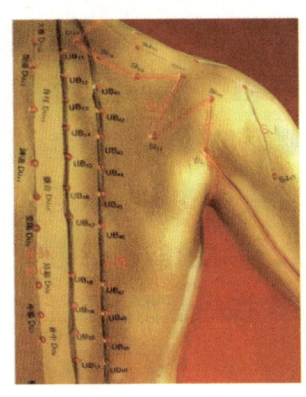

第一章　中医是中国的传统医学
001　中医也称"汉医"
003　中国中医的历史
005　中医古典基础理论
006　中医的各种学说
009　中医主要治疗方法
012　中医科的分类
014　中医四大经典
016　古代著名的中医名师

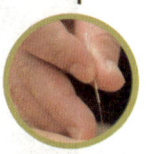

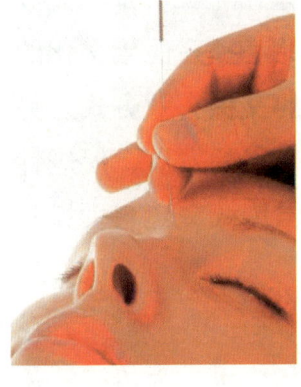

第二章　针灸是一门古老而神奇的科学
022　中医针灸列入非物质文化遗产
024　针灸疗法的起源
026　针灸的发展历史
030　有关针灸的名词集释
032　针灸的分类和传统疗法
034　针灸的减肥原理
036　针灸时的注意事项
037　针灸疗法的传承价值

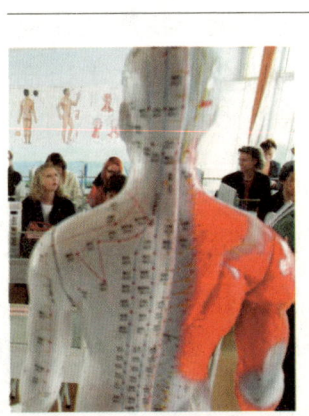

第三章　针灸已成为被世界接受的治疗手段
040　针灸"非遗"打开世界大门
042　"国粹"之一
046　针灸在国外的特别用处
047　针灸就是中医学的"马前卒"
050　消除针灸走向世界的障碍
051　中医针灸诊所遍布全球
052　让中医针灸焕发出时代光彩
054　政府与学术界助推针灸向海外发展

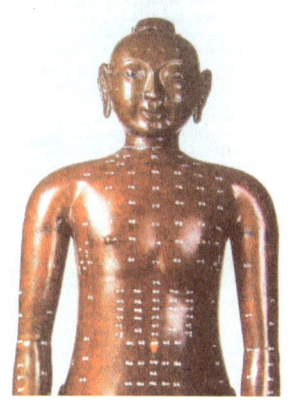

第四章　针灸是中国医学上的宝贵遗产
058　针灸保健强身
059　砭石与针灸
062　艾、艾绒、艾炷及艾条
065　针灸中的"针感"
066　"砭而刺之"针法
068　火针治病原理
069　针灸中的灸法
074　针灸现代治疗病症

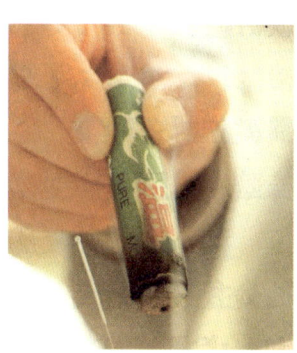

第五章　针灸是中国特有的治疗疾病手段
078　艾灸疗法简单操作
081　中医耳针的治疗作用
082　艾灸尤其适合女性养生
083　指针疗法与三伏灸
085　根据病情辨证选经、取穴
087　火针术与隔药灸
089　针灸铜人与灸法

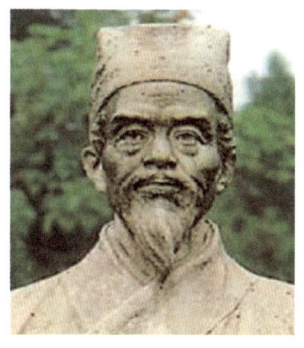

第六章　和针灸有关的奇人轶事
094　"艾灸之祖"——鲍姑
097　古代最早的女医生——义妁
097　李东垣奇思治眩晕
098　秦鸣鹤点刺愈头痛
099　孙思邈开棺救妇
101　徐文伯泻三阴交下胎
101　韩贻丰针术通神愈顽疾

目 录 MULU

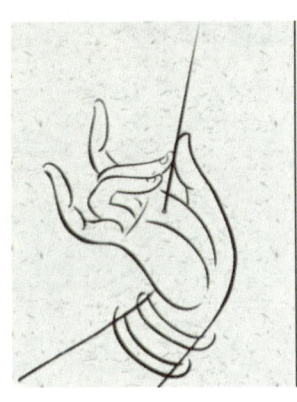

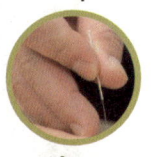

第七章　针灸是中国古代医学重要的一部分
- 104　灸疗专著大量出现
- 105　灸脐的原理
- 111　针灸缘何能"戒烟"
- 112　针灸疗法的历史文化
- 114　有关针灸的历史故事
- 117　《黄帝内经》论痹症的中医针刺
- 120　传说中的针灸有多神？
- 131　现代九针之四针概述

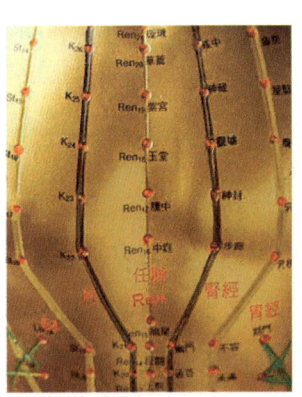

第八章　针灸可治疗的各种病症
- 134　针灸配合电刺激治肩周炎
- 135　中医温针与艾灸治疗雷诺氏病
- 137　针灸可治急性结膜炎
- 137　冬季补肾艾灸疗法
- 138　中医针灸可以养生
- 145　针灸的神奇养生功效
- 148　中医火针驱除痛症
- 151　发扬针灸特色的意义

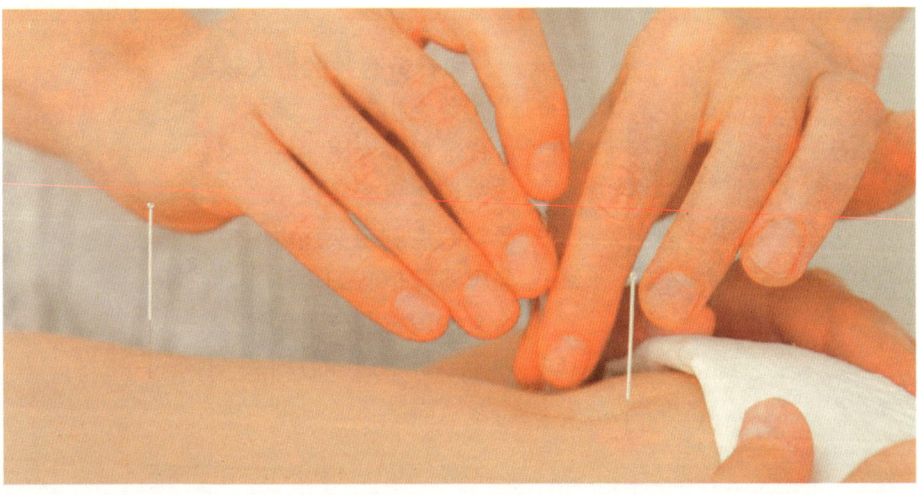

第一章
中医是中国的传统医学

中医也称"汉医"

中医指中国传统医学，是研究人体生理、病理及疾病的诊断和防治等的一门学科。

它承载着中国古代人民同疾病做斗争的经验和理论知识，是在古代朴素的唯物论和自发的辨证法思想指导下，通过长期医疗实践逐步形成并发展成的医学理论体系。

在研究方法上，以整体观、相似观为主导思想，以脏腑经络的生理、病理为基础，以辨证论治为诊疗依据，具有朴素的系统论、控制

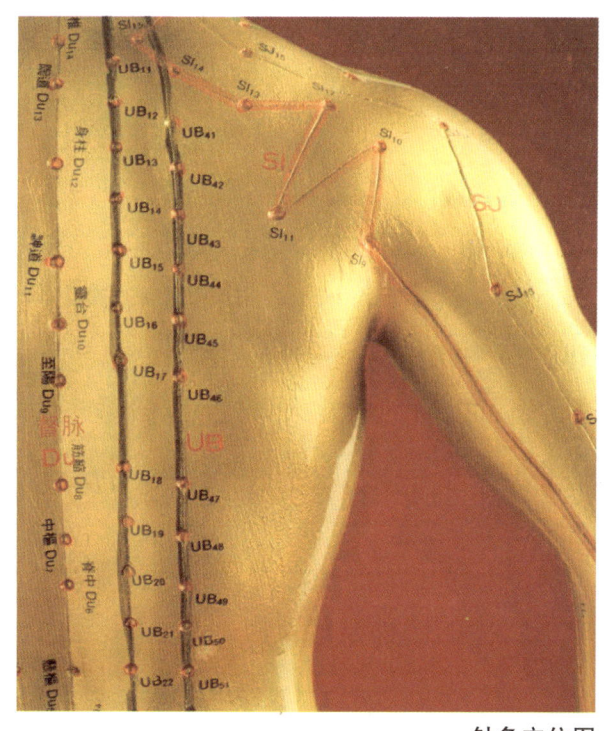

针灸穴位图

论、分形论和信息论内容。

中医一般指中国以汉族劳动人民创造的传统医学为主的医学，所以也称"汉医"。中国其他传统医学，如藏医、蒙医、苗医等则被称为民族医学。

日本的汉方医学，韩国的韩医学，朝鲜的高丽医学、越南的东医学都是以中医为基础发展起来的，在现今世界的医疗体系中，中医学被归类为替代医学中的一支。

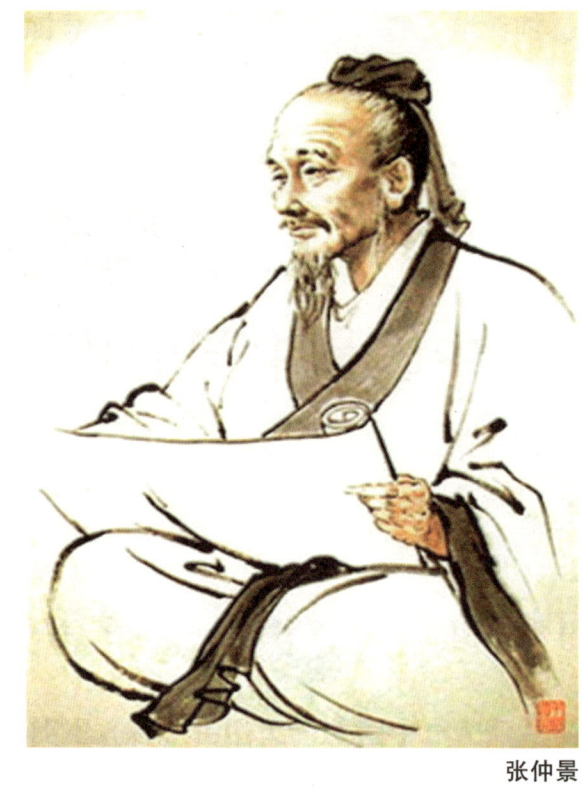

张仲景

中医学以阴阳五行作为理论基础，将人体看成是气、形、神的统一体，通过望、闻、问、切，四诊合参的方法，探求病因、病性、病位，分析病机及人体内五脏六腑、经络关节、气血津液的变化，判断邪正消长，进而得出病名，归纳出证型。

以辨证论治原则，制订"汗、吐、下、和、温、清、补、消"等治法，使用中药、针灸、推拿、按摩、拔罐、气功、食疗等多种治疗手段，使人体达到阴阳调和而康复。

中医治疗的积极面在于希望可以协助恢复人体的阴阳平衡，而消极面则是希望当必须使用药物来减缓疾病的恶化时，还能兼顾生命与生活的品质。

此外，中医学的最终目标并不仅止于治病，更进一步是帮助人类达到如同在《黄帝内经》中所提出的四种典范人物，即真人、至人、圣人、贤人的境界。

传统的中医学思维模式与源于欧洲的现代科学并不相容，然而当今之科学期刊已多有论文研究并试图用现代医学的角度分析中医中的部分现象和治疗机理。

中国中医的历史

中医产生于原始社会，春秋战国中医理论已经基本形成，出现了解剖和医学分科，已经采用"四诊"，治疗法有砭石、针刺、汤药、艾灸、导引、布气、祝由等。

西汉时期，开始用阴阳五行解释人体生理，出现了"医工"、金针、铜钥匙等。东汉出现了著名医学家张仲景，他已经对"八纲"（阴阳、表里、虚实、寒热）有所认识，并总结了"八法"。

华佗则以精通外科手术和麻醉名闻天下，还创立了健身体操"五禽戏"。

唐代孙思邈总结前人的理论并总结经验，收集5 000多个药方，并采用辨证治疗，因医德高尚，被人尊为"药王"。

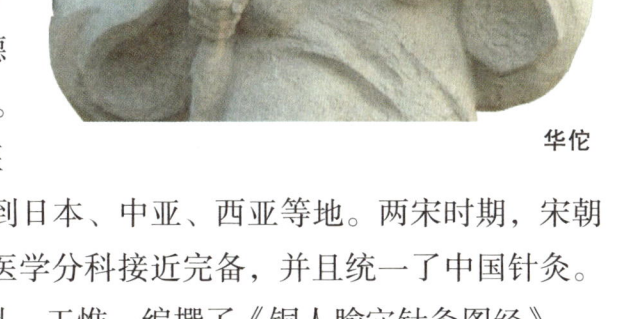

华佗

唐朝以后，中国医学理论和著作大量外传到日本、中亚、西亚等地。两宋时期，宋朝政府设立翰林医学院，医学分科接近完备，并且统一了中国针灸。由于传抄引起的穴位紊乱，王惟一编撰了《铜人腧穴针灸图经》。

金元已降，中医开始没落。明清以后，出现了温病派、时方派，逐步取代了经方派中医，在明朝后期成书的李时珍的《本草纲目》标

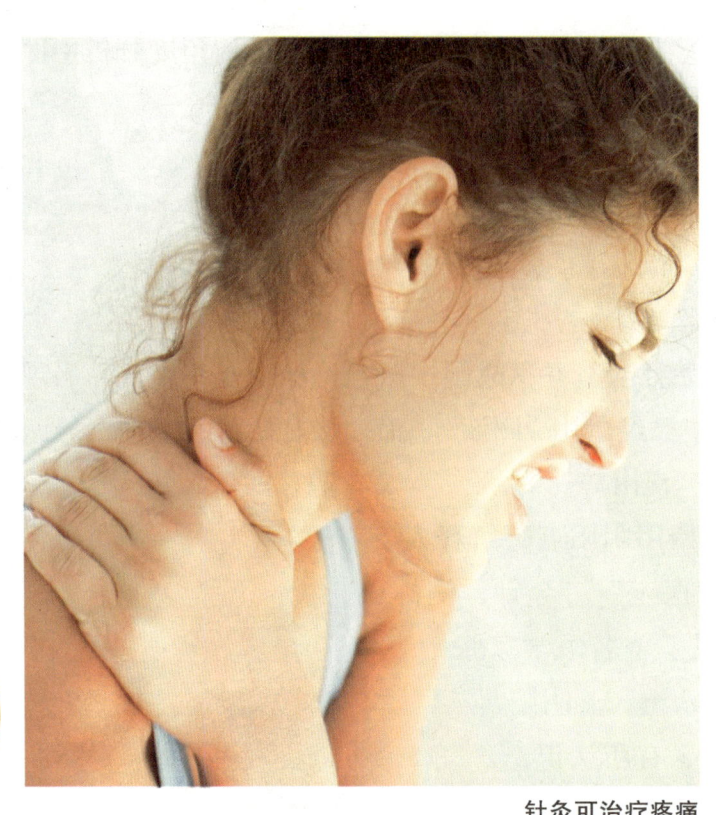

针灸可治疗疼痛

志着中药药理学的没落。

自清朝末年，中国受西方列强侵略，国运衰弱。同时现代医学大量涌入，严重冲击了中医发展。中国出现许多人士主张医学现代化，中医学受到巨大的挑战。

人们开始使用西方医学体系的思维模式加以检视，中医学陷入存与废的争论之中。同属中国医学体系的日本汉方医学、韩国的韩医学亦是如此。2003年以来，经方中医开始有复苏迹象。

中医作为"古为今用"的医学实例得到国家的支持而得以发展。现代，中医在中国仍然是治疗疾病的常用手段之一。

在国际上，针灸已引起医学界极大的兴趣。针灸已被证实在减轻手术后疼痛、怀孕期反胃、化疗所产生的反胃和呕吐、牙齿疼痛方面是有效的且其副作用非常低，然而对慢性疼痛，背部疼痛及头痛，显示出模棱两可的争议性数据。

一些针灸和草药的有效性得到了科学双盲研究的较强支持，但是对于其他的传统疗法还需要进行进一步研究，而且不能忽视未经研究的传统疗法存在的安全性及危险性等问题。

1996年，医学界对中医气本质、经络实质、阴阳、五行、藏象和中医哲学观等都有了新的创造性的认识和解说。

中医古典基础理论

中医理论来源于对医疗经验的总结及中国古代的阴阳五行思想。其内容包括精气学说、阴阳五行学说、气血津液、藏象、经络、体质、病因、发病、病机、治则、养生等。

早在两千多年前,中医专著《黄帝内经》问世,奠定了中医学的基础。时至今日,与中国传统医学相关的理论、诊断法、治疗方法等,均可在此书中找到根源。

中医具有完整的理论体系,其独特之处,在于"天人合一""天人相应"的整体观及辨证论治。

首先,中医认为人是自然界的一个组成部分,由阴阳两大类物质构成,阴阳二气相互对立而又相互依存,并时刻都在运动与变化之中。

在正常生理状态下,两者处于一种动态的平衡之中,一旦这种动态平衡被破坏,即呈现为病理状态。而在治疗疾病、纠正阴阳失衡时并非采取孤立静止的看问题的方法,而要多从动态的角度出发,即强调"恒动观"。

其次,中医认为人与自然界是一个统一的整体,即"天人合一""天人相应"。人的生命活动规律及疾病的发生等都与自然界的各种变化,如季节气候、地方区域、昼夜晨昏等息息相关,人们所处的自然环境不同及

五行养生图

人对自然环境的适应程度不同,其体质特征和发病规律亦有所区别。因此,在诊断、治疗同一种疾病时,多注重因时、因地、因人制宜,并非千篇一律。

最后,中医认为人体各个组织、器官共处于一个统一体中,不论在生理上还是在病理上都是互相联系、互相影响的。因而,不能孤立地看待某一生理或病理现象,而是多从整体的角度对待疾病的治疗与预防,特别强调"整体观"。

中医的各种学说

第一,经气学说。气是构成天地万物的原始物质。气的运动称为"气机",有"升、降、出、入"四种形式。

由运动而产生的各种变化,称为"气化",如动物的"生长壮老已",植物的"生长化收藏"。气是天地万物之间的中介,使之得以交感相应,如"人与天地相参,与日月相应"。

第二,阴阳学说。阴阳是宇宙中相互关联的事物或现象对立双方属性的概括。最初是指日光的向背,向日光为阳,背日光为阴。阴阳的交互作用包括:阴阳交感、对立制约、互根互用、消长平衡、相互转化。

第三,五行学说。五行学说是中国古代哲学的重要成就,五行即

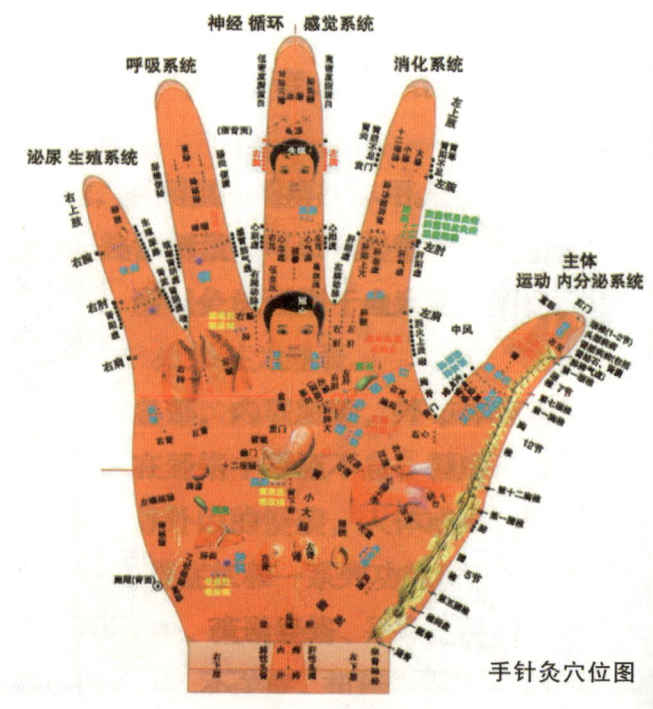

手针灸穴位图

木、火、土、金、水，但是这并不代表五种物质，而是五种属性。

五行于中医则体现了具备这五种属性的人体五大系统的相互关系。木火土金水这五个符号分别代表肝心脾肺肾所统领的五大系统。

中医不是研究微观的病毒细菌如何作用于人体的理论，而是研究人体各个系统之间的关系，并且通过中药、按摩、针灸，甚至心理作用去调节各个系统之间的平衡，以此保持身体健康。

五行的交互作用包括：相生、相克、制化、胜复、相侮、相乘、母子相及。

藏象学说。藏：指人体内的五脏六腑、奇恒之腑，通称为脏腑。象：一指"形象"，即脏腑的解剖形态；二指"征象"，即脏腑表现于外的生理病理；三指"应像"，即脏腑相应于四时阴阳之象。透过外在"象"的变化，以测知内在"藏"的生理病理状态，称为"从象测藏"，即"视

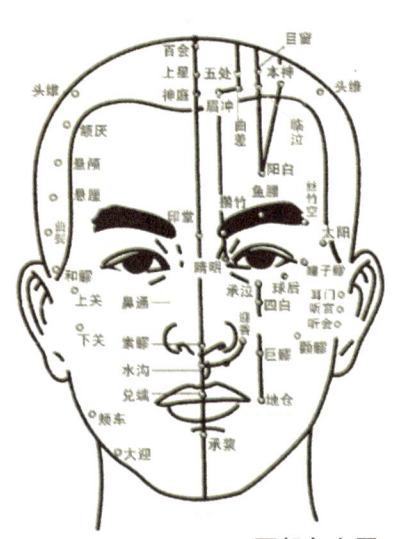

面部灸穴图

其外应，以知其内脏"。"脏腑"不单是解剖形态的概念，而是包括解剖、生理、病理在内的综合概念。

五脏：指肝、心、脾、肺、肾，一般笼统功能为"化生和储藏精气"。

六腑：指胆、胃、大肠、小肠、膀胱、三焦，一般笼统功能为"腐熟水谷、分清泌浊、传化糟粕"。

奇恒之腑：指"脑、髓、骨、脉、胆、女子胞"。

气的生成源自先天与后天。禀受于父母的精气，称为"先天之气"。肺吸入自然的清气，与脾胃运化水谷产生的水谷之气，合称为"后天之气"。气有推动、温煦、防御、固摄、气化、营养等作用。

人体的气可分为元气、宗气、营气、卫气、脏腑之气、经络之气。气的"升、降、出、入"运动失常，称为"气机不调"。其表现形式有气滞、气郁、气逆、气陷、气脱、气闭等。

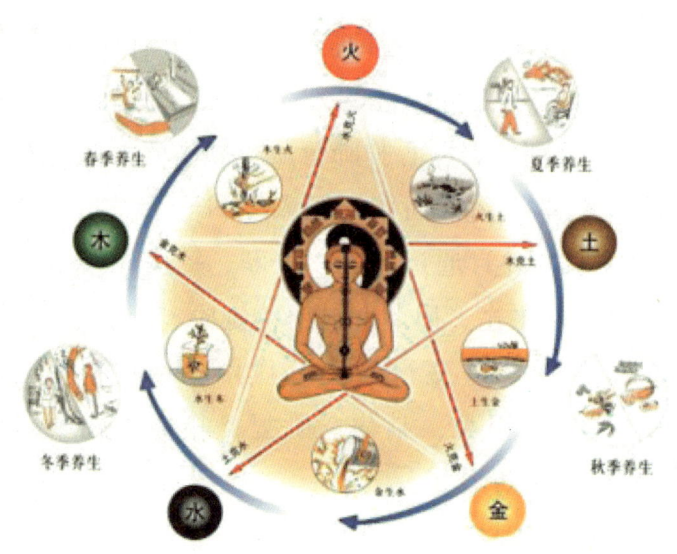

经络是人体运行气血、联络脏腑形体官窍、沟通上下内外的通道。

经络系统包括十二经脉、十二经别、奇经八脉、十五别络、浮络、孙络、十二经筋、十二皮部等。

五行养生图

经络在中医学的重要性正如《扁鹊心书》所说："谚云：'学医不知经络，开口动手便错。'盖经络不明，无以识病证之根源，究阴阳之传变。"

第四，病因学说。《黄帝内经》将病因分为阴阳两类："生于阳者，得之风雨寒暑""生于阴者，得之饮食居处，阴阳喜怒"。

汉代张仲景在《金匮要略》中，把病因分为三类："经络受邪入脏腑，为内所因""四肢九窍，血脉相传，壅塞不通，为外皮肤所中""房室、金刃、虫兽所伤"。

宋代陈无择提出"三因学说"：外所因、内所因、不内外因。

第五，元气学说。中医认为，元气为先天之精所化生，是人体最基本最重要的气，由先天之肾所藏，后天脾胃来濡养，借三焦和经络流行分布并弥散全身。

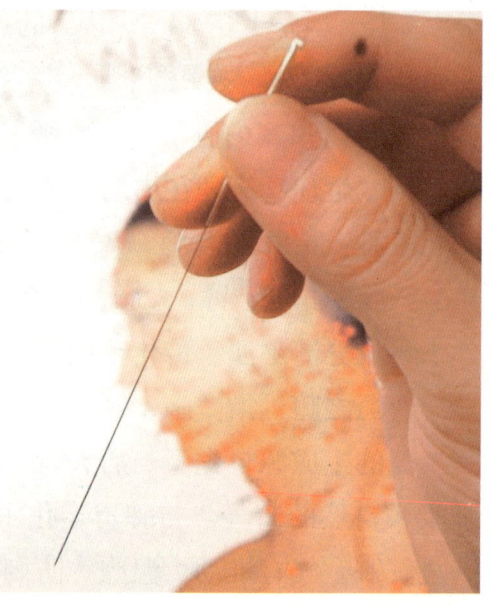

下针

中医主要治疗方法

中药按治疗作用分为补虚药、解表药、清热药、温里药、理气药、消食药、收涩药、祛风湿药、芳香化湿药、利水渗湿药、化痰止咳平喘药、安神药、平肝息风药、活血祛瘀药、止血药、泻下药、驱虫药、芳香开窍药。

针灸按人体十四体表经脉循行常用穴位针灸,根据病情的不同和穴位的不同而选取不同的进针手法和深度及角度。

十四经脉为:任脉、督脉、手太阴肺经、手少阴心经、手厥阴心包经、手阳明大肠经、手太阳小肠经、手少阳三焦经、足阳明胃经、足太阳膀胱经、足少阳胆经、足太阴脾经、足少阴肾经、足厥阴肝经。

拔火罐疗法是用罐状器,借火热的作用,使罐中产生负压,吸附在皮肤的穴位上,造成局部充血、瘀血来治疗疾病的一种方法。

把上述治疗方法割裂开来,或者以一种经典理论,如六经辨证来限制和阻止其他医学理论的发展,都是非常错误和不得人心的。

望闻问切。观察病人形体、面色、舌体、舌苔,根据形色变化确定病位、病性,称为望诊;观其形体,可知五脏盛衰,轩岐早有论述。

《素问·脉要精微论》云:"头者,精明之府,头倾视深,精神将夺矣。背者,胸中之府,背曲肩随,府将坏矣。腰者,肾之府,转摇不能,肾将惫矣。膝者,筋之府,屈伸不能,行则偻附,筋将惫矣。骨者,髓之府,不能久立,行则振掉,骨将惫矣。"

意思是,脑为元神之府,肾精生化之髓充实其中,才能神光焕发,思维敏捷。头往前倾,目睛内陷,是髓海不足,元神将惫现象。背为

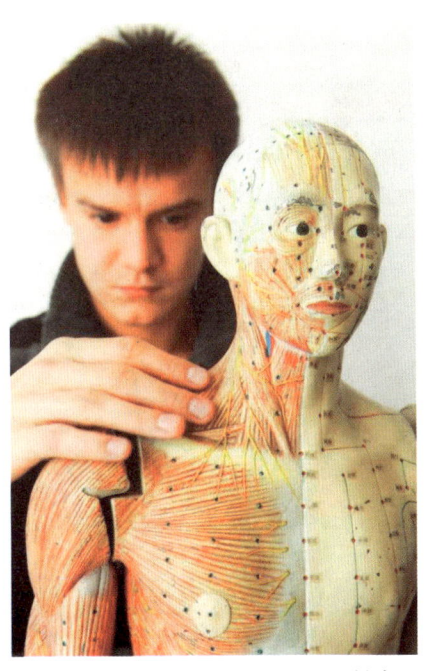

按穴位针灸

胸廓，心肺居于胸中，背曲肩随，是心肺已虚象征。腰为肾脏所在部位，不能转摇，是肾脏功能衰惫的表现。

闻诊包括听声音和嗅气味两方面。听声音是从病人发生的各种声音，从其高低、缓急、强弱、清浊测知病性的方法。声音高亢是正气未虚，属于热证、实证。语声重浊乃外感风寒，肺气不宣，肺津不布，气郁津凝，湿阻肺系会厌，声带变厚，以致声音重浊。

嗅气味可分为病人身体的气味和病室内的气味。病人说话有口臭，多属消化不良；腐臭多属体内有溃疡。病室内有尸臭气味，多属腑脏败坏；有烂苹果气味，多属消渴病危重患者。

问诊是询问病人及其家属，了解现有证象及其病史，为辨证提供依据的一种方法。明代医家张景岳认为，问诊"乃诊治之要领，临证之首务。"综观四诊所获证象，大半均由问诊得来，即知此言不谬。问诊范围甚广，现在仅将《景岳全书》所列十问加以增损进行研讨，余未备述。

一问寒热二问汗，三问疼痛四问便，五问呕眩六问悸，七苦八渴俱当辨，九问旧病十问因，病机全从证象验。妇人尤必问经期，先后闭崩宜问遍，再添片语告儿科，外感食积为常见。

切诊是指用手触按病人身体，借此了解病情的一种方法。本节仅论切脉，余未备述。切脉又称"诊脉"，是医者用手指按其腕后桡动

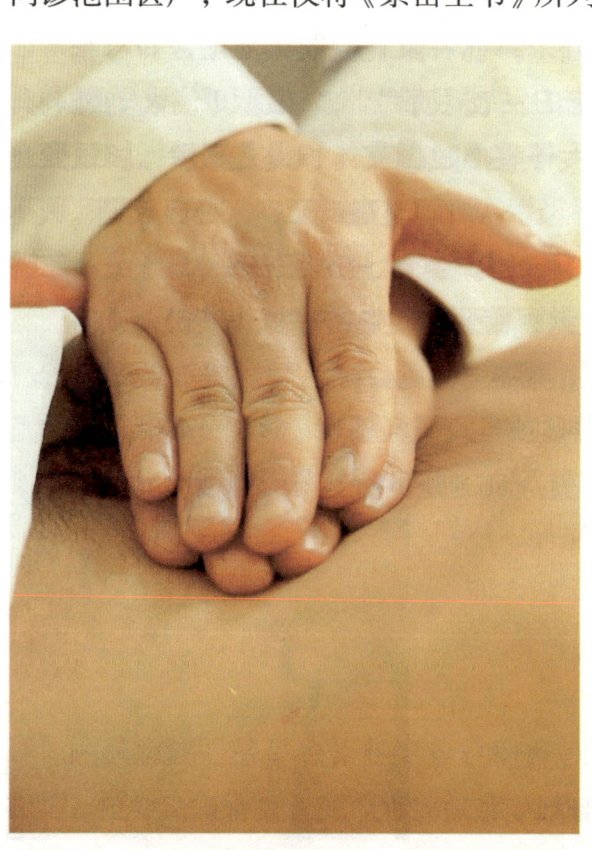

按压

脉搏动处，借以体察脉象变化，辨别脏腑功能盛衰，气血津精虚滞的一种方法。

正常脉象是寸、关、尺三部都有脉在搏动，不浮不沉，不迟不数，从容和缓，柔和有力，流利均匀，节律一致，一息搏动四至五次，谓之平脉。

切脉辨证，早在《黄帝内经》《难经》就有记载，经历三千年来的不断总结，对于何证出现何脉已有详细论述。但对证象与脉象间的内在联系，却无明析的概念，不能令人一目了然，以致学者只知其然而不知其所以然。脉证间的内在联系，如用一句话来概括，就是气血津液出现虚滞，五脏功能出现盛衰，才会出现不同脉证。

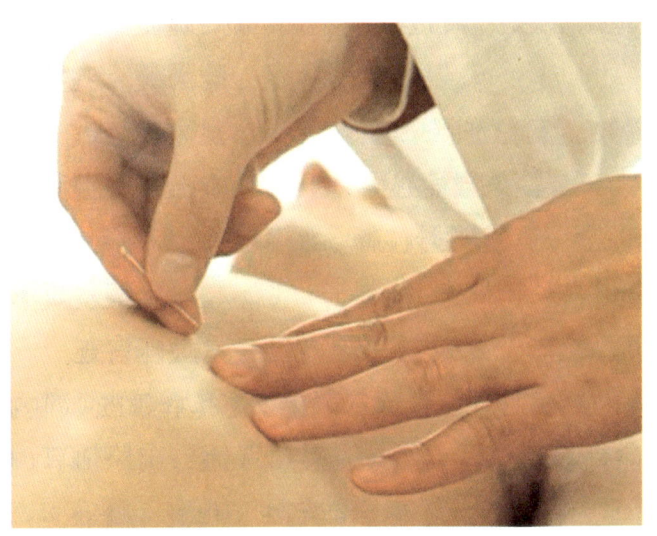

下针

只有弄清气血津液的生化输泄与五脏间的关系，才能将气血津液虚滞和五脏功能盛衰出现的证象与脉象联系起来，也才明白切脉能够察其五脏病变的道理所在。不同脉象的形成，与心脏、脉络、气血津液有着密不可分的关系。

脉象的不同变化反映了心力强弱、脉络弛张、气血津液虚滞三个方面的变化。由于气血津液都需五脏协同合作才能完成其生化输泄，所以气血津液的虚滞也就反映了五脏功能的盛衰，从而反映于脉，形成不同的脉象。

心脏搏动的强弱，脉络的弛张，是引起脉象变化的根源。心脏搏动有力，脉象随其病因证象不同而呈洪大滑数等；无力则脉象常

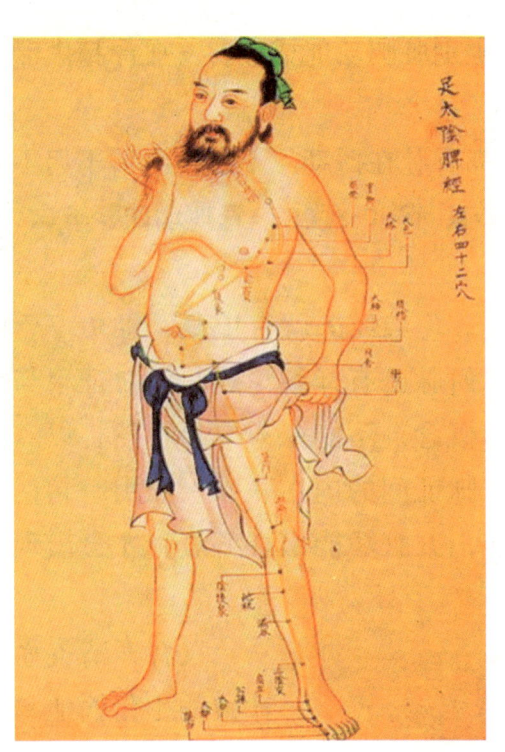

针灸图

呈迟细微弱等。心脏搏动与脉象起伏,都是肝系脉络交替收缩与舒张的反映。如果血络松弛则呈孺、缓;紧张则呈弦紧;痉挛则呈结代等。

只有将固定的心脏、脉络和流动的气、血、津液连在一起分析,才能揭示脉象变化的本质,对于何证出现何脉才有理有据,不是无源之水,无本之木。气血津液虚滞变化,可以反映不同的脉象。

中医科的分类

中医科的分类有利于提高中医对疾病研究和治疗而成的,也为患者问医就诊提供了方便。

中医内科主要治疗外感病和内伤病两大类。外感病是由外感风、寒、暑、湿、燥、火六淫及疫疠之气所致疾病。内伤病主要指脏腑经络病、气血津液病等杂病。中医外科主要治疗包括疮疡、瘿、瘤、岩、肛门直肠疾病、男性前阴病、皮肤病及性传播疾病、外伤性疾病与周围血管病等。

中医儿科主要治疗小儿疾病。由于小儿的生理特点和病理特点与成人不同,因而治疗的方法和用药也与成人不同。其主要表现在小儿抗御外邪的能力差,一旦发病,证候的传变迅速,与成人有着很大差异。患儿对疾病的痛苦往往不能正确表达,加上小儿腑脏娇嫩,对药物的反应和耐受力也与成人不同,因而开设小儿专科很有必要。

中医妇科主要治疗妇女月经病、带下病、妊娠病、产后病、乳房疾病、前阴疾病和妇科杂病。中医治疗妇人疾病具有一定优势，如功能失调性子宫出血、子宫内膜异位症、多囊卵巢综合征、绝经后骨质疏松症等。

中医针灸是针刺法和炙法的合称。针刺法是把毫针按一定穴位刺入患者体内，用捻、提等手法，通过对经络腧穴的刺激来治疗疾病。

炙法是把燃烧着的艾绒按一定穴位熏灼体表的经络腧穴，利用热的刺激来治疗疾病。针灸疗法适用于各科疾病，包括许多功能性疾病和传染病，以及部分器质性疾病。

中医骨伤科学是一门防治骨关节及其周围筋肉损伤与疾病的学科，古属"疡医"范畴，又称"接骨""正体""正骨""伤科"等。

中医骨伤历史源远流长，是中华各族人民长期与损伤及筋骨疾患做斗争的经验总结，具有丰富的学术内容和卓著的医疗成就，是中医学重要的组成部分，对中华民族的繁衍昌盛和世界医学的发展产生了深远的影响。

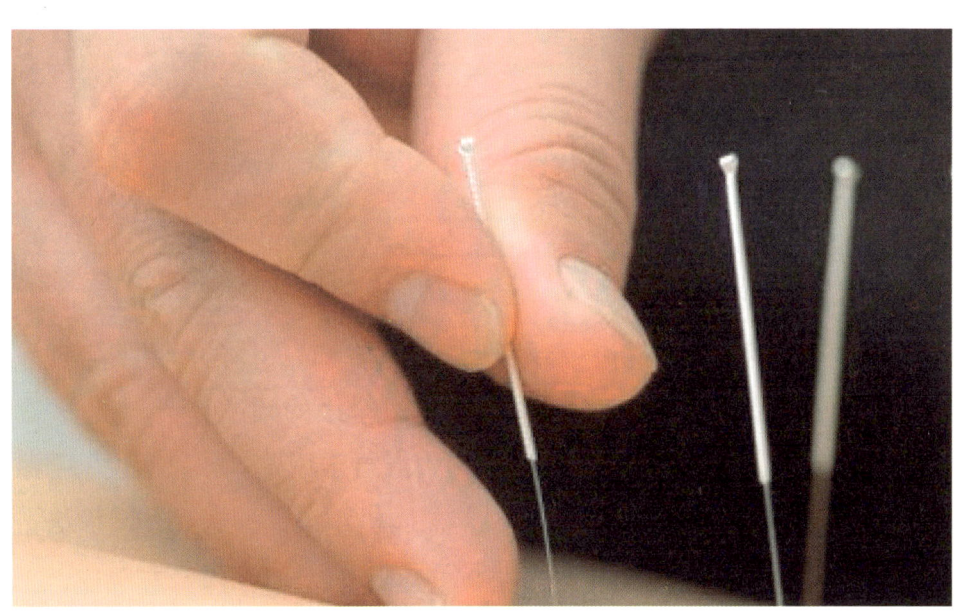

下针

中医四大经典

《黄帝内经》简称《内经》，原书18卷，其中9卷名《素问》，另外9卷无书名，汉晋时被称为《九卷》或《针经》，唐以后被称为《灵枢》，非一人一时之作，主要部分形成于战国至东汉时期。

每部分各为81篇，共162篇。《素问》主要论述了自然界变化的规律、人与自然的关系等；《灵枢》的核心内容为脏腑经络学说，它是中国现存最早的研究人的生理学、病理学、诊断学、治疗原则和药物学的传统医学巨著。

它总结了春秋至战国时期的医疗经验和学术理论，并吸收了秦汉以前有关天文学、历算学、生物学、地理学、人类学、心理学，运用阴阳、五行、天人合一的理论，对人体的解剖、生理、病理及疾病的诊断、治疗与预防做了比较全面的阐述。

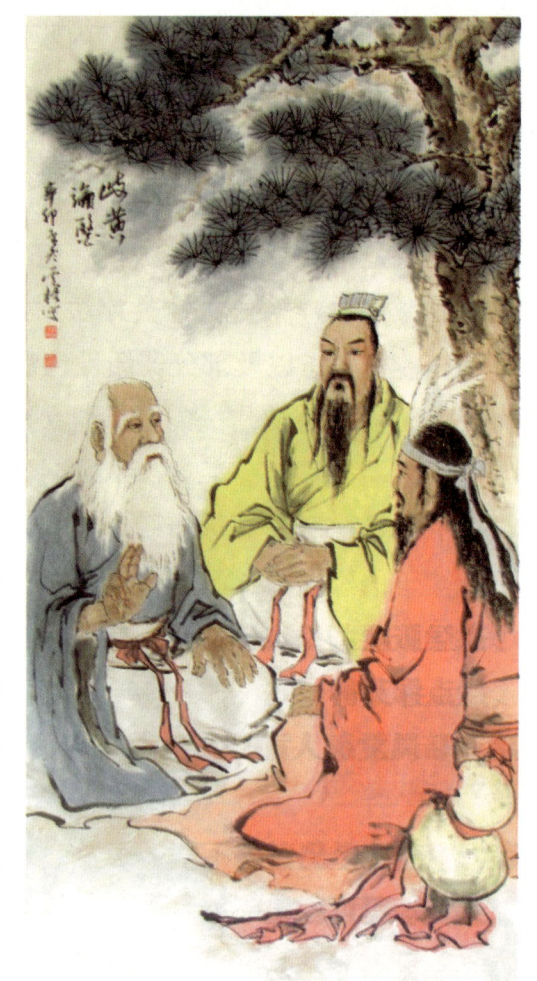

医者论医

在理论上建立了中医学上的"阴阳五行学说""脉象学说""藏象学说""经络学说""病因学说""病机学说""病症""诊法"论治及"养生学""运气学"等学说，反映了中国古代"天人合一"的思想，确立了中医学独特的理论体系，成为中国医药学发展的理论基础和源泉。

现存《内经》系托名黄帝与岐伯、雷公等讨论医学的著作。此书治疗方法多用针刺，故对针刺的记载和论述特别详细，对腧穴和刺阖、刺禁等记录较详。

《难经》是中医理论著作，原名《黄帝八十一难经》，3卷。原题秦越人撰。"难"是"问难"之义，或作"疑难"解。"经"乃指《内经》，即问难《内经》。作者把自己认为的难点和疑点提出，然后逐一解释阐发，部分问题做出了发挥性阐解。全书共分八十一难，对人体脏腑功能形态、诊法脉象、经脉针法等诸多问题逐一论述。

但据考证，该书是一部托名之作，约成书于东汉以前，一说在秦汉之际。该书以问难的形式，亦即假设问答，解释疑难的体例予以编纂，故名为《难经》。其内容包括脉诊、经络、脏腑、阴阳、病因、病理、营卫、腧穴、针刺等基础理论，同时列述了一些病证。该书以基础理论为主，结合部分临床医学，在基础理论中更以脉诊、脏腑、经脉、腧穴为重点。书中对命门和三焦的学术见解及对七冲门（消化道的7个冲要部位）和八会（脏、腑、筋、髓、血、骨、脉、气精气会合处）等名目的论述，丰富和发展了中医学的理论体系。该书还明确提出"伤寒有五"，包括中风、伤寒、湿温、热病、温病，并对五脏之积，泻痢等病多有阐发，为后世医家所重视。

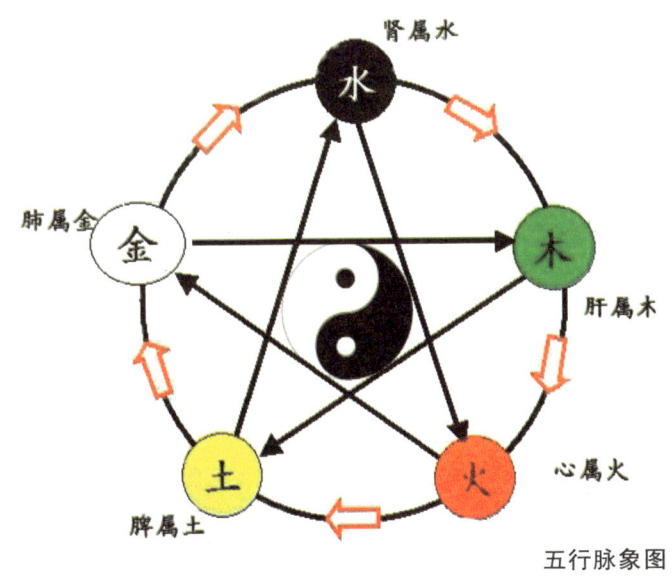

五行脉象图

全书内容简扼，辨析精微，在中医学典籍中常与《内经》并提，被认为是重要的古典医籍之一。有多种刊本和注释本。

《伤寒杂病论》为东汉张仲景所著。张仲景名机,字仲景,南阳人。

《神农本草经》又名《神农本草》,简称《本草经》《本经》,中国现存最早的药学专著。

古代著名的中医名师

脉学介导者——扁鹊,姓秦,名越人,战国渤海郡郑人。相传太子尸厥已死,而治之复生;齐桓公未病,而知其后五日不起,名闻三下。《史记·战国策》载有他的传记病案,并推崇为脉学的倡导者。

外科之祖——华佗,后汉末沛国(今安徽亳州)人。对外科尤为擅长。

医圣——张仲景,名机,汉末向阳郡(今河南南阳)人。相传曾任长沙太守,当时伤寒流行,病死者很多。他的著作《伤寒杂病论》总结了汉代300多年的临床实践经验,对祖国医学的发展有重大贡献。

预防医学的介导者——葛洪,晋朝丹阳句容(今属江苏)人。著有《时后方》,书中最早记载一些传染病,如天花、恙虫病症侯及诊治方法。"天行发斑疮"是全世界最早有关天花的记载。

药王——孙思邈,唐朝京兆华原人,医德高尚,医术精湛。因其治愈了文德皇

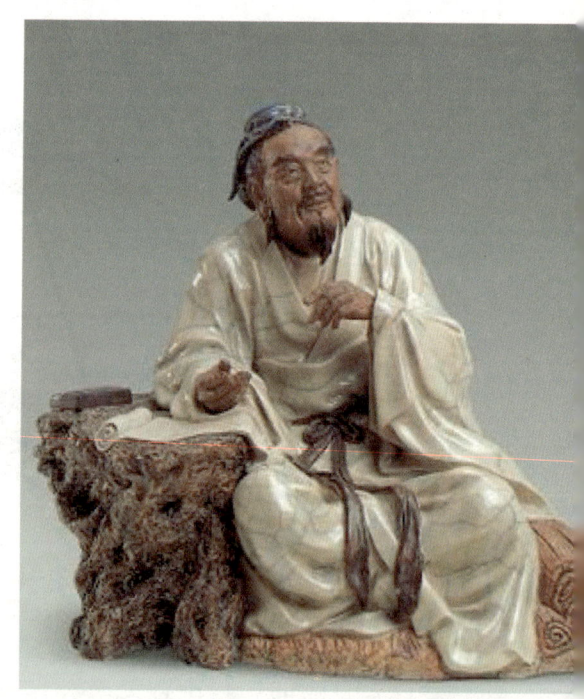

医圣张仲景

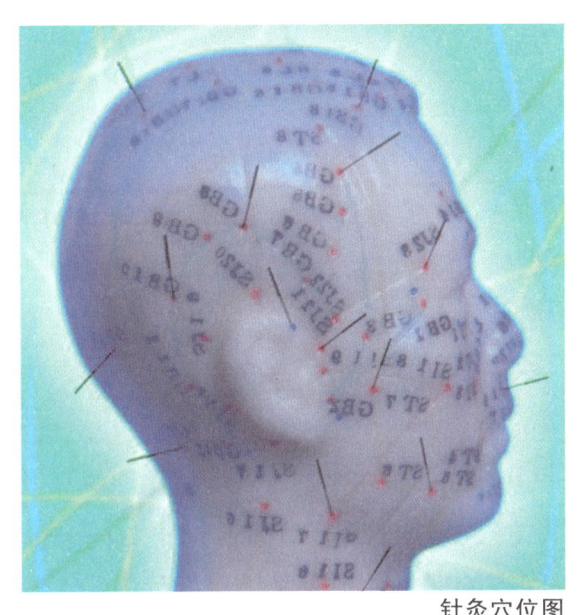

针灸穴位图

后的头痛病,宫廷要留他做御医,他便扯谎采"长生不老药"献皇上,偷跑了。监视人只能谎报孙思邈采药时摔死了。而后,太宗封孙思邈为药王。

儿科之祖——钱乙,北宋郓州(今山东东平人)。著《小儿药证直诀》共三卷。以脏腑病理学说立论,根据其虚实寒热而立法处方,比较系统地做出了辩证证治的范例。

法医之祖——宋慈,宋朝福建人。1247年总结宋代前法医方面的经验及他本人四任法官的心得,写成《洗冤集录》,是世界上最早的法医文著。

药圣——李时珍,明朝人。长期上山采药,深入民间,参考历代医书800余种,经27年的艰苦,著成《本草纲目》,所载药物共1 758种,被译为日、法、德、俄等国文字。

《医宗金鉴》总修官——吴谦,清朝安徽歙县人。乾隆时为太医院院判。《医宗金鉴》是清代御制钦定的

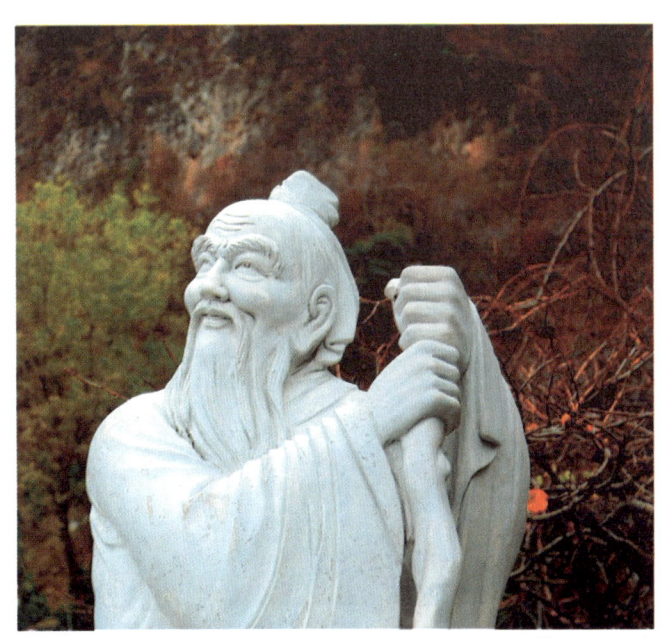

药王孙思邈

第一章 中医是中国的传统医学

一部综合性医书,全书90卷。它是既完善又简要的综合性中医医书。

西方医学没有流入中国以前,中医有着独特且内涵丰富的称谓。

岐黄:黄帝是传说中中原各族的共同领袖,姓姬号轩辕氏、有熊氏。岐伯,传说中的医家,黄帝的臣子。现存有中国最早的中医理论专著是《内经》,此书托黄帝与岐伯讨论医学,并以问答的形式而成,又称《黄帝内经》。后世称中医学的"岐黄""岐黄之术",即源于此。医中圣手《孔子传》载:"于事无不通,谓之圣",即无所不通。手,指专司或专情其事的人。医中圣手即是对医生精湛医术的高度称赞。

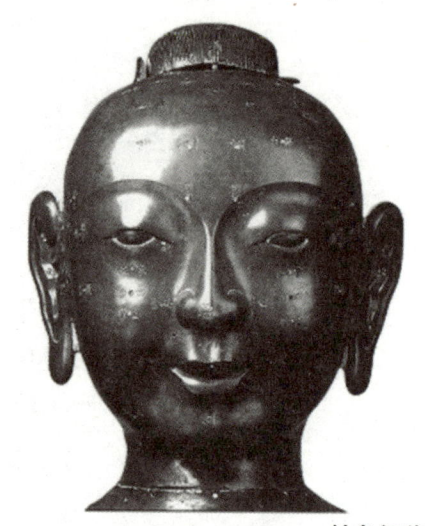

针灸铜像

扁鹊卢医:《史记·扁鹊仓公列传》载:扁鹊者,渤海郡郑人也,姓秦,名越人,其治赵简子、太子疾。《列子·力命》载:医者卢氏被人称为"神医"。扁鹊卢氏即"正统神医"也。

悬壶:《后汉书·费长房传》载:市中有一老翁卖药,悬一壶于市头。而他的药给人治病,每每药到病除,十分有效,引起人们的注意。结果发现这个神奇的老头,每到落市关门后,他就跳入葫芦里。古

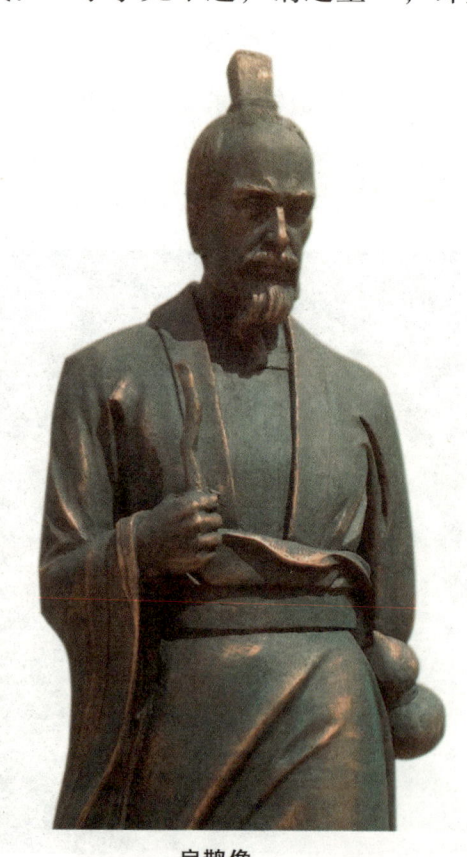

扁鹊像

代医药不分家,就把"悬壶"作为行医的代称。一些开业医生也将葫芦作为招牌,表示开业应诊之意,后人称医生的功绩为"悬壶济世"。

杏林:三国时董奉,医术高明,医德高尚,为人治病,不受谢,不受礼,只要求治愈者在他房前栽杏树作为纪念。

重症愈者种5株,轻者1株。数年后,蔚然成林,红杏累累。他建一"草仓",告诉人们,要杏果的,不用付钱,只要拿一器谷子来换一器杏果。这样用杏果换来的谷子堆积满仓,他用这些谷子救济贫民。人们非常感谢他,送他匾额上写"杏林""医林""誉满杏林""杏林春暖"。这些赞誉之词成为医德高尚、医术高明的雅称。

虎守杏林传说:董奉一天回家途中遇茅草丛中卧着一只老虎。细看没有吃人的凶相,一动不动,抬头张嘴,大声喘气,流着泪,表情很痛苦,仿佛是在求董奉为其治病。

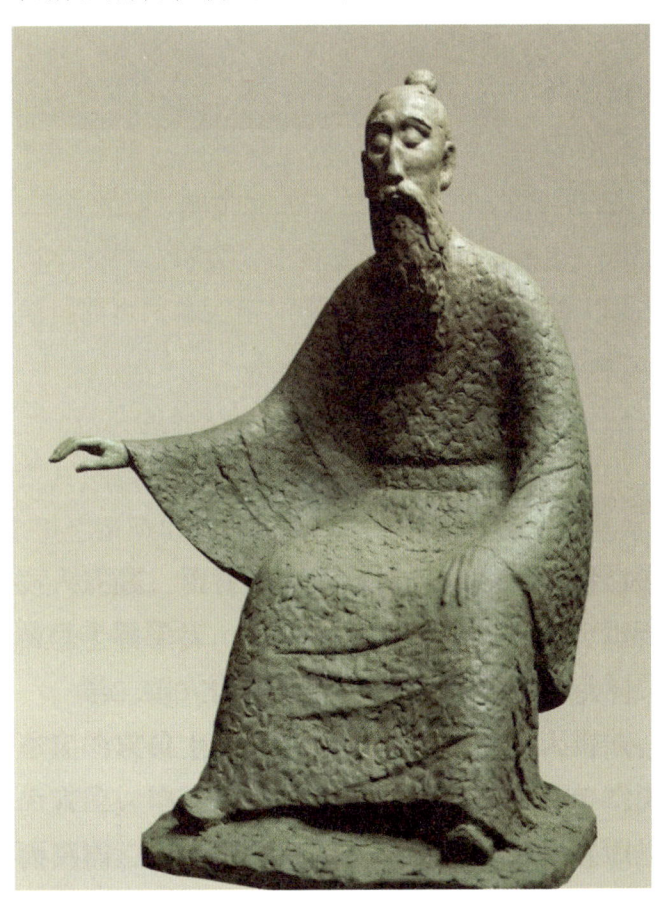

董奉像

董奉仔细看了老虎说:"明天此时你来此等候,我给你治病。"老虎点点头走了。第二天董奉把两个铁环戴在胳膊上,叫老虎张口,铁环用来防虎咬。他用手掏出老虎喉咙里的骨头,治愈了老虎的病,后来老虎为了报恩,就为董奉守杏林。今人用"虎守杏林",意在褒扬像董奉那样高超的医术。

再世华佗：一天，华佗在途中见有人出殡，他看见棺材缝里流出来的血，还像活人的血，于是上前救治，终于救活在棺材里假死的产妇，被人们誉为"神医"。他精通内、外、妇、儿、针灸各科。《三国演义》说他能为曹操开头颅治其头风病。后人用"再世华佗"来赞扬医生的医术高明。

青囊指古代医生盛医书的囊，后借指医术。张骥在《后汉书华佗传补注》中云："吴押狱者每以酒食供奉，佗感其恩，告曰：'我死非命，有青囊未传，二子不能继业，修书与汝，可往取之'。吴至金城，取又藏之。佗知不免，大饮如醉而殂。吴弃役回家，向妻索书，妻曰：'纵学得神术，终毙于狱中，故我以囊烧毁也'"。因华佗精医术，生前行医各地，声名颇著，所以"青囊"也成了医术的代称。

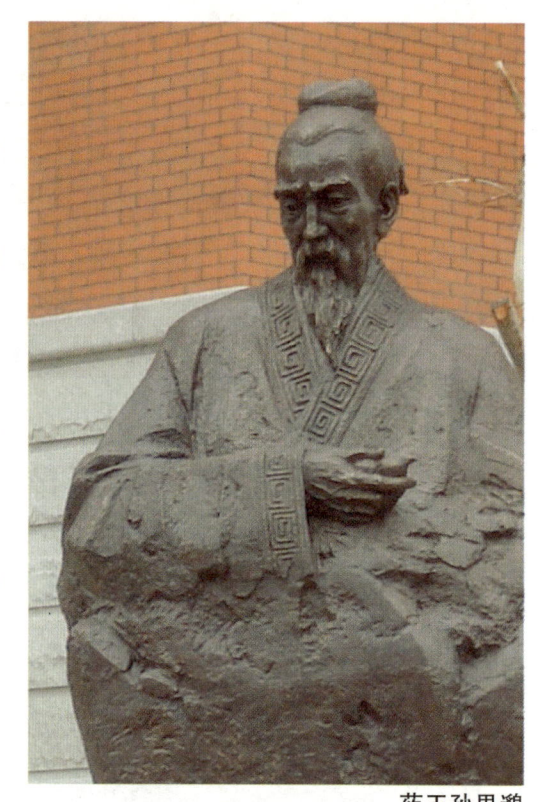

药王孙思邈

苍生大医：唐代药王孙思邈，医德高尚，堪称医学界的典范。

他在《千金要方》中写道："若有疾厄来求救者，不得问其贵贱贫富，长幼妍媸，怨亲善友，华夷智愚，普同一等，皆如至亲之想。不得瞻前顾后，自虑吉凶，护惜身命。见彼苦恼，若己有之，深心凄怆，勿避险巇，昼夜寒暑，饥渴疲劳，一心赴救，无作功夫形迹之心。如此可成苍生大医。"后人对医德高尚的医生尊称"苍生大医"。

针灸为什么可以治病，古今中外一直在研究，说法很多，但至今尚无定论。究其原因，主要是当今对调整人体机能的研究，常局限于神经反射、生化反应和生物分子物理运动的作用方面，而国内外对针灸的研究工作也因此常停留在这些范围内进行，未能深究到人体潜在功能的作用上。

研究发现,针灸穴位所引起的神经冲动,能激活人体的潜在功能,对人体以神经系统为主的各个系统、器官组织的功能产生强有力的调节作用,以防治各种疾病和抗衰老,这就是针灸的根本机能。

现代科学也证实了人体的确有很多功能,但其中仅有 10% 是显性的,常在应用,而 90% 是潜在的,还未被激活利用。由于在漫长的进化过程中,人类从防御侵害、寻求事物和延续生命的三大活动中,历尽无数艰难险阻和疾病的折磨,设环境而生存产生某些能力,这些后天获得逐渐进化为先天具有,其中有的功能一直在应用,有的功能虽已遗传下来,但因后天环境的改变而逐渐不应用了。

人体的功能装置内藏着错综复杂的分节性牵连,在患病时中枢内能建立病理反射来沟通许多功能装置,以增强防治病患的措施,这也是机体在进化过程中,适应环境生存反应所形成的。

研究结果表明,针灸只需在经络上,根据"切经"的信息取穴,再根据针感信息行针,就能够激活人体的潜在功能,活化其功能装置,发挥强有力的调整作用。这样不仅能够提高治病疗效,而且能治疗大量的难治杂病和绝症。

用针灸的方法,或者是病人易接受地类似针灸的改进方法,根据临床实际需要安全、充分、灵活地激活人体防治疾病和抗衰老等潜在功能,是值得深入研究的,这一原理有可能开创出具有中国特色的新医学,造福于人类。

迷你知识卡

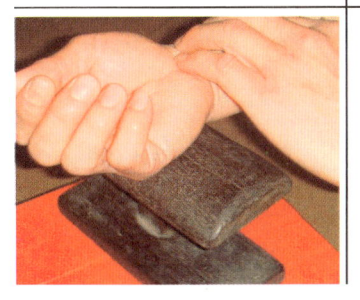

脉 象

中医诊断学名词,脉动应指的形象。包括频率、节律、充盈度、通畅的情况、动势的和缓、波动的幅度等。

脉象的形成与脏腑气血关系密切。

第二章 针灸是一门古老而神奇的科学

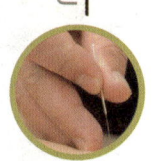

中医针灸列入非物质文化遗产

国家中医药管理局在2006年成立了中医药申报世界非物质文化遗产委员会、专家组、办公室，组织开展中医药非物质文化遗产保护的研究和申报工作。2008年9月，我国将"中医"向联合国教科文组织申报"人类非物质文化遗产"，后因申报规则的具体要求，2009年10月改为"中医针灸"申报。2010年5月通过联合国教科文非物质文化遗产处附属机构评审，2010年11月16日联合国教科文组织保护非物质文化遗产政府间委员会第五次会议审议通过，将"中医针灸"正式列入"人类非物质文化遗产代表作名录"。

针灸发源于中国，是中医的重要组成部分，针灸理论认为，人体作为一个"小宇宙"，它的各个部分通过经络联系在一起，刺激这些经络可以促进人体的自我调节，以保持健康。

针灸是中国优秀民族文化的代表，这个项目的成功申报是对中国传统医学文化的认可。这进一步促进了"中医针灸"这一宝贵遗产的传承、保护和发展；提高了国际社会对中华民族优秀传统文化的关注和认识，彰显国家软实力，增进中国传统文化与世界其他文化间的对话与交流，保护文化多样性，具有深远的意义。

申报的成功意味着更多责任。针灸为中华民族的健康造福,现在得到了国际认同,这将带来针灸的进一步全球化。

中医针灸是中国人以天人合一的整体观为基础,以经络腧穴理论为指导,运用针具与艾叶等主要工具和材料,通过刺入或熏灼身体特定部位,以调节人体平衡状态而达到保健和治疗的传统知识与实践。

传统医术针灸可以在动物体内产生一种"吗啡效应",从科学上说明了针刺技术对于三大疼痛——神经性疼痛、炎性疼痛和肌肉痉挛性疼痛都具有止痛效果的原理。当然除了镇痛,针灸在辅助治疗心脑血管慢性疾病等许多常见病中有很大的作用。

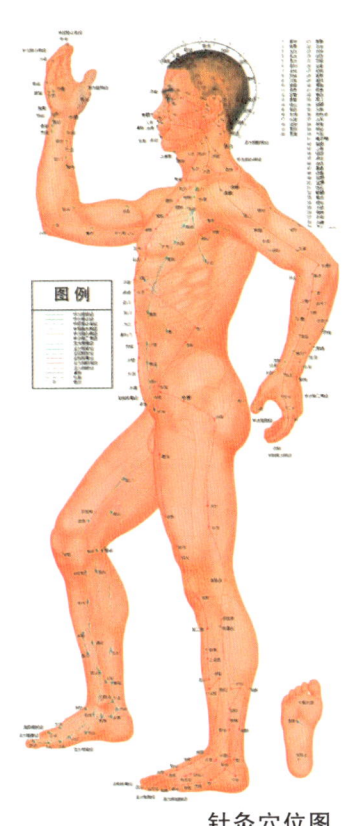

针灸穴位图

通过调查传统针灸在当代中医针灸中的地位,确定传统针灸的自身价值,开展"中医针灸"非物质文化遗产保护内容研究,建立传承保护名录,以中医针灸的申报成功为契机,为中医针灸营造一个利于其健康发展的环境。

在充分尊重和维护传统的传承方式基础上,应探索更多、更有效的传承模式,完善并建立传承人工作室,为他们开展传承工作创造条件,进一步完善中医针灸的传承机制。应开展代表性传承人口述历史的访谈、记录和出版工作,编写传承经验集,为针灸的有序传承积累资料,同时要加强传统针灸理论学术著作的出版工作,整理出版针灸古籍,普及传统针灸知识,组织传统针灸研讨会,举办传承人技艺交流活动,为中医针灸的传承和学术研究提供对话平台。

"中医针灸"的申报成功,将使中医针灸的自然、绿色健康理念与方法,在当今医学大环境下得到更多地理解和尊重,为传统针灸理论方法提供更加良好的发展环境。针灸不仅是中国的文化遗产,也是人类非物质文化遗产之一,在世界范围内提高其共享度,成为服务于全人类生命健康的宝贵资源。

针灸疗法的起源

《黄帝内经》最早见于战国时代。《黄帝内经》说:"藏寒生满病,其治宜灸",便是指灸术,其中详细描述了九针的形制,并大量记述了针灸的理论与技术。

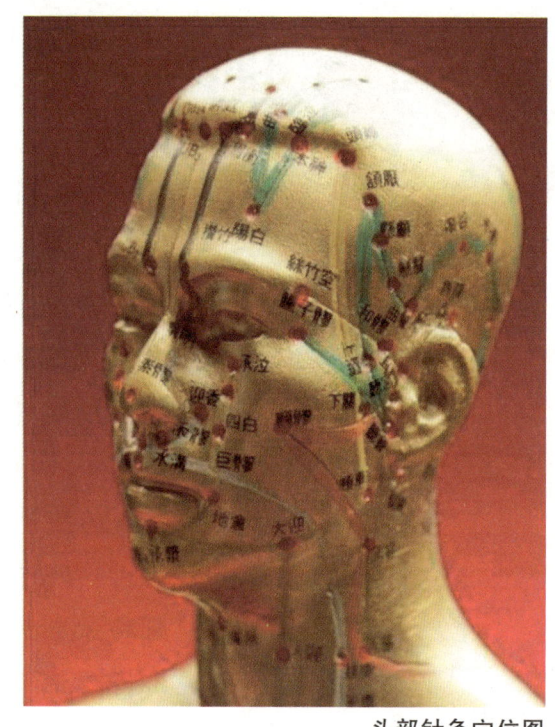

头部针灸穴位图

两千多年来针灸疗法一直在中国流行,并传播到了世界,而针灸的出现,则更早。

远古时期,人们偶然被一些尖硬物体,如石头、荆棘等碰撞了身体表面的某个部位,会出现意想不到的疼痛被减轻的现象。

古人开始有意识地用一些尖利的石块来刺身体的某些部位或人为地刺破身体使之出血,以减轻疼痛。那时,人们已掌握了挖制、磨制技术,并能够制作出一些比较精致的、适合于刺入身体以治疗疾病的石器,这种石器就是最古老的医疗工具砭石。人们用砭石刺入身体的某一部位治疗疾病。砭石在当时还更常用于外科化脓性感染的切开排脓,所以又被称为"针石"。

《山海经》说:"有石如玉,可以为针",是关于针石的早期记载。中国在考古中曾发现过砭石实物。可以说,砭石是后世刀针工具的基础和前身。

灸法产生于火的发现和使用之后。在用火的过程中，人们发现身体某部位的病痛经火的烧灼、烘烤而得以缓解或解除，继而学会用兽皮或树皮包裹烧热的石块、砂土进行局部热熨，逐步发展以点燃树枝或干草烘烤来治疗疾病。

经过长期的摸索，人们选择了易燃而具有温通经脉作用的艾叶作为灸治的主要材料，于体表局部进行温热刺激，从而使灸法和针刺一样，成为防病治病的重要方法。

由于艾叶具有易于燃烧、气味芳香、资源丰富、易于加工贮藏等特点，因而成了最主要的灸治原料。

"砭而刺之"渐发展为针法，"热而熨之"渐发展为灸法，这就是针灸疗法的前身。针具的"针"，繁体作"鍼"，字从金从咸，"金"表示"金属"，如金、银、青铜等材料，"咸"意为"酸涩"，"金"与"咸"联合起来表示："一种产生酸涩感觉的器具"。不排除古人采用油炸过的竹针作为一次性针具的可能，这种竹针名叫"箴"，其字形中的"咸"，依然是"酸涩"的意思。

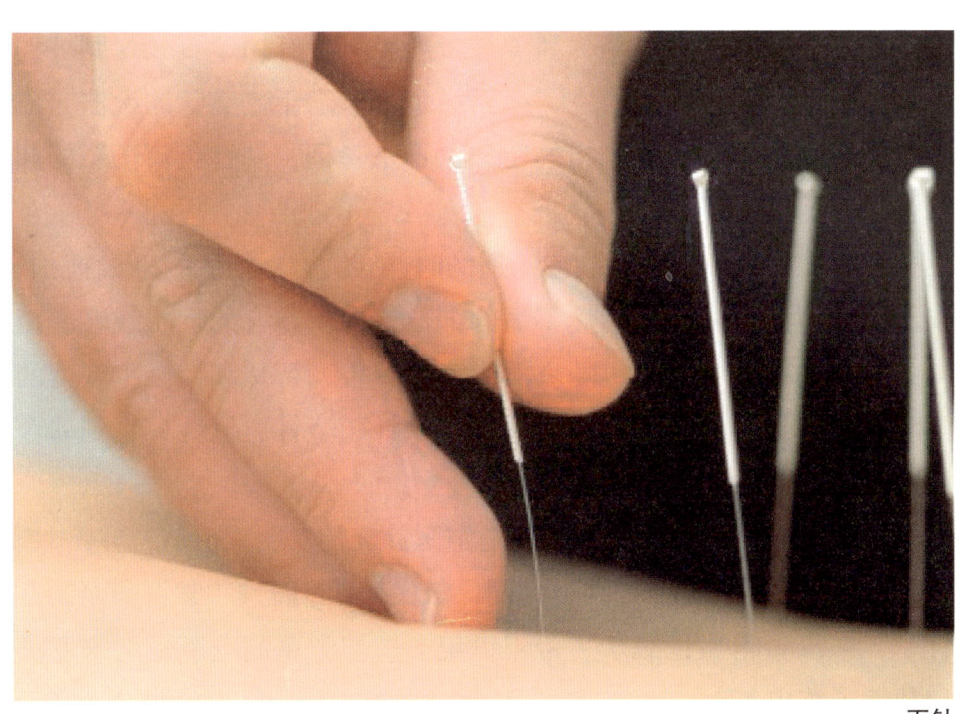

下针

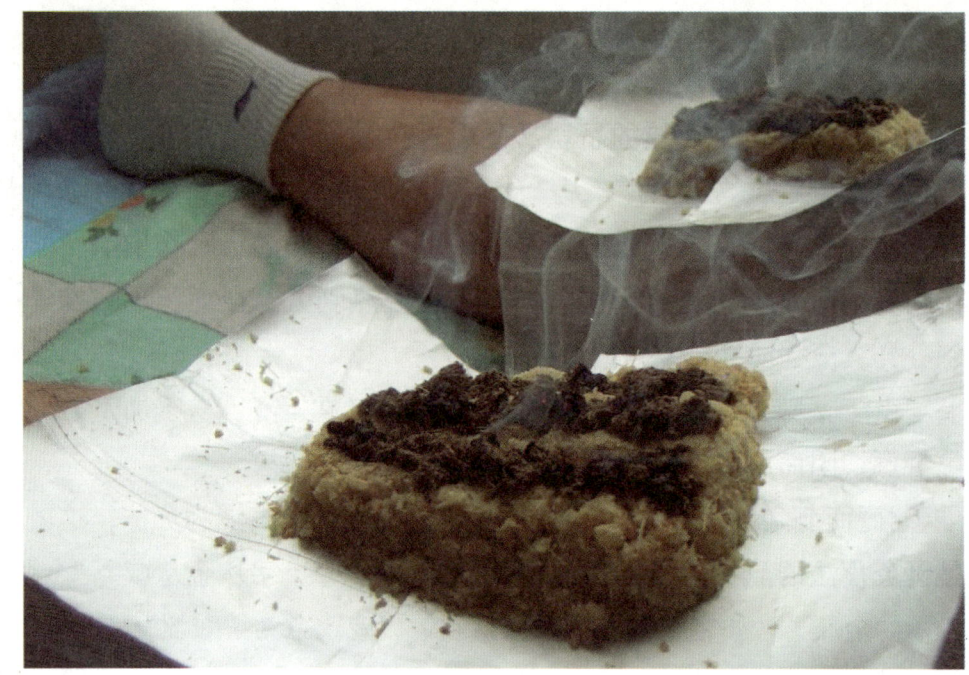

艾灸

针灸的发展历史

针灸学起源于中国，具有悠久的历史。

据古代文献《山海经》和《黄帝内经》中有用"石篯"刺破痈肿的记载，以及《孟子》："七年之病，求三年之艾"的说法，再根据如今在我国各地所挖出的历史文物来考证，"针灸疗法"的起源就在石器时代。

当时人们发生某些病痛或不适的时候，不自觉地用手按摩、捶拍，以至用尖锐的石器按压疼痛不适的部位，而使原有的症状减轻或消失，最早的针具：砭石也随之而生，随着古人智慧和社会生产力的不断发展，针具逐渐发展成青铜针、铁针、金针、银针，直到如今用的不锈钢针。

相传，华夏文明的始祖伏羲是中医针灸的发明人。

伏羲氏不仅画八卦，结绳为网，教民田猎，而且"尝百药而制九针"，东汉皇甫谧记载于《帝王世纪》；"尝草制砭"，南宋罗泌记载于《路史》。

砭就是砭石，即华夏民族最早的针灸。灸法的起源与发现和使用有着密切的关系，当身体有某种不适时，用烘烤得以减轻，继而用各种树枝作为施灸工具，逐渐发展到艾灸。

针灸治疗方法是在漫长的历史过程中形成的，其学术思想也随着临床医学经验的积累渐渐完善。

1973年长沙马王堆三号墓出土的医学帛书中有《足臂十一脉灸经》和《阴阳十一脉灸经》，论述了十一条脉的循行分布、病候表现和灸法治疗等，已形成完整的经络系统。

《黄帝内经》是现存的中医文献中最早而且完整的中医经典著作，已经形成完整的经络系统，即有十二经脉、十五络脉、十二经筋、十二经别及与经脉系统相关的标本、根结、气街、四海等，并对腧穴、针灸方法、针刺适应证和禁忌证等也做了详细的论述，尤其是《灵枢》所记载的针灸理论更为丰富而系统。所以《灵枢》是针灸学术的第一次总结，其主要内容至今仍是针灸的核心内容，故《灵枢》称为《针经》。

继《黄帝内经》之后，战国时代的神医扁鹊所著《难经》对针灸学说进行了补充和完善。

晋代医学家皇甫谧潜心钻研《黄帝内经》等著作，撰写成《针灸甲乙经》，书中全面论述了脏腑经络学说，发展并确定了349个穴位，并对其位置、主治、操作进行了论述，同时介绍了针灸方法及常见病的治疗，是针灸学术的第二次总结。

唐宋时期，随着经济文化的繁荣昌盛，针灸学术也有了很大的发展，唐代医学家孙思邈在其著作《备急千金要方》中绘制了彩色的明堂三人图，并提出阿是穴的取法及应用。

到了宋代，著名针灸学家王惟一编撰了《铜人腧穴针灸图经》，考证了354个腧穴，并将全书刻于石碑上供学习者参抄拓印，他还铸造了2具铜人模型，外刻经络腧穴，内置脏腑，作为针灸教学的直观教具和考核针灸医生之用，促进了针灸学术的发展。

元代滑伯仁所著的《十四经发挥》，首次将十二经脉与任、督

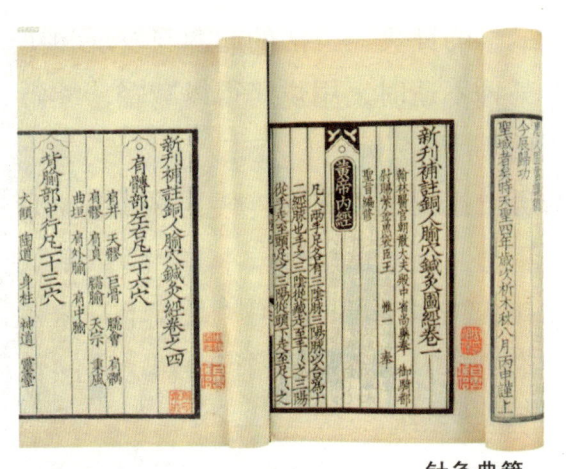

针灸典籍

二脉合称为十四经脉,对后人研究经脉很有裨益。

明代是针灸学术发展的鼎盛时期,名医辈出,针灸理论研究逐渐深化,也出现了大量的针灸专著,如《针灸大全》《针灸聚英》《针灸四书》,特别是杨继洲所著的《针灸大成》,汇集了明代以前的针灸著作,总结了临床经验,内容丰富,是后世学习针灸的重要参考书,是针灸学术的第三次总结。

自清初,针灸医学由兴盛逐渐走向衰退。

公元1742年吴谦等撰《医宗金鉴》,其《医宗金鉴·刺灸心法要诀》不仅继承了历代前贤针灸要旨,并且加以发扬光大,通篇歌图并茂,乾隆十四年以后定为清太医院医学生必修内容。

清代后期,道光皇帝为首的封建统治者以"针刺火灸,究非奉君之所宜"的荒谬理由,悍然下令禁止太医院用针灸治病。

1840年,帝国主义入侵中国,加之当时的统治者极力歧视和消灭中医,使针灸饱受摧残。尽管如此,由于针灸治病深得人心,故在民间仍广为流传。

针灸名医李学川于公元1822年撰《针灸逢源》,强调辨证取穴、针药并重,并完整地列出了361个经穴,其仍为今之针灸学教材所取用。与此同时,许多针灸医生为保存和发展针灸学术这一祖国医学文化的瑰宝,成立了针灸学社,编印针灸书刊,开展针灸函授教育等,其中近代著名针灸学家承淡安先生为振兴针灸学术做出了毕生贡献。

在此时期,中国共产党领导下的革命根据地,明确提倡西医学习和应用针灸治病,在延安的白求恩国际和平医院开设针灸门诊,开创了针灸正式进入综合性医院的先河。

中华人民共和国成立以来,十分重视继承发扬祖国医学遗产,制定了中医政策,并采取了一系列措施发展中医事业,使针灸医学得到了前所未有的普及和提高。

20世纪50年代初期,中央人民政府卫生部率先成立了针灸疗法实验所,即中国中医研究院针灸研究所的前身。

随之,全国各地相继成立了针灸的研究、医疗、教学机构,从此以后"针灸学"列入了中医院校学生的必修课,绝大多数中医院校开设了针灸专业,针灸人才辈出。

40多年来我国在继承的基础上翻印、点校、注释了一大批古代针灸书籍,结合现代医家的临床经验和科研成就,出版了大量的针灸学术专著和论文,还成立了中国针灸学会,学术交流十分活跃,并在针刺镇痛的基础上创立了"针刺麻醉"。

针灸的研究工作也不单纯只在文献的整理,还对其治病的临床疗效进行了系统观察,并对经络理论、针刺镇痛的机制、穴位特异性、刺法灸法的高速功能等,结合现代生理学、解剖学、组织学、生化学、免疫学、分子生物学,以及声、光、电、磁等边缘学科中的新技术进行了实验研究。

临床实践证实了针灸对内、外、妇、儿、骨伤、五官科等多种病症的治疗均有较好的效果。

针灸是一门古老而神奇的科学。早在公元6世纪,中国的针灸学术便

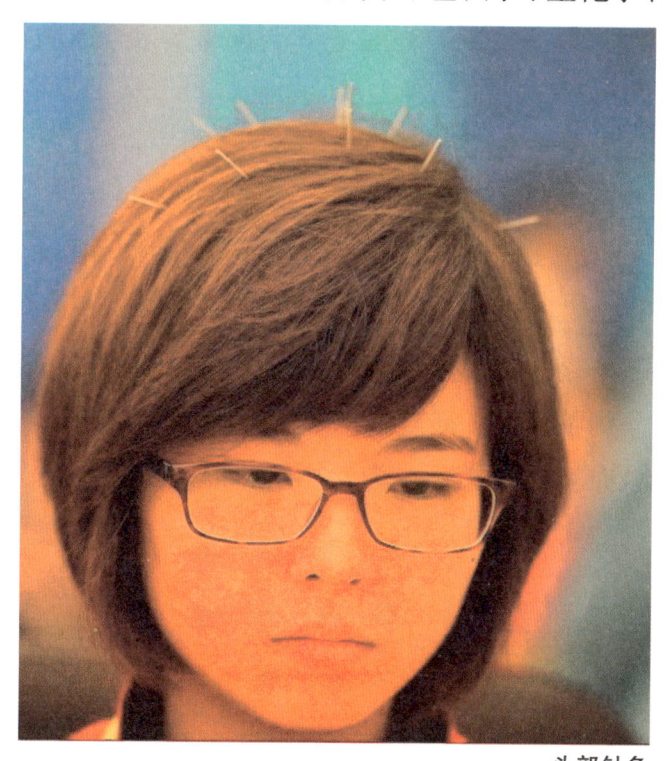

头部针灸

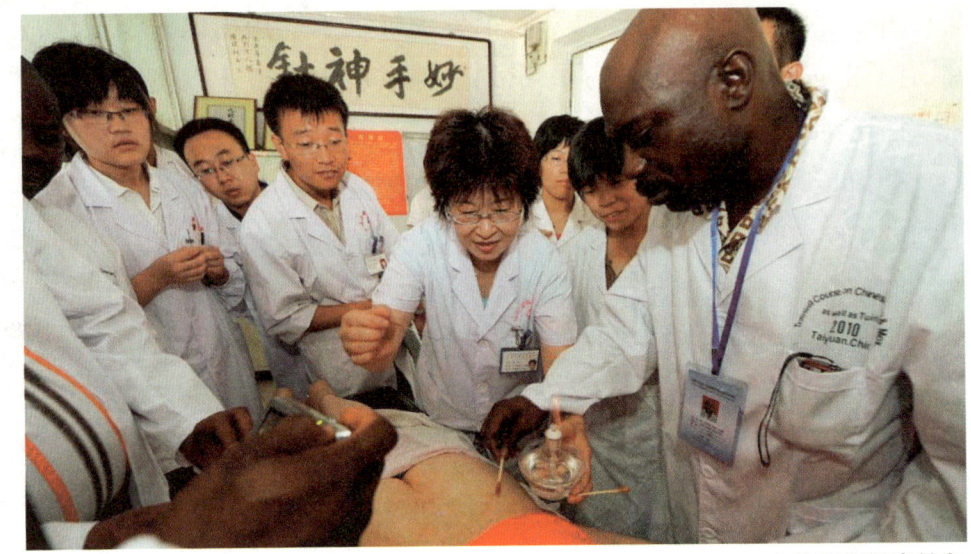

中外医者探索针灸

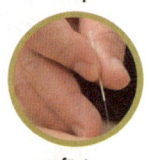

有关针灸的名词集释

针，古作"箴"或"鍼"，字从竹从咸，或从金从咸。

"咸"意为"酸涩感"，加竹旁表示"竹制的令人肌肉有酸涩感的医具"；加金旁表示"金属制的令人肌肤有酸涩感的医具"。

灸，字从久从火。"久"意为"时间长"，"火"指"烧灼"。"久"与"火"联合起来表示"慢火烧灼"。

砭，远古时代的手术刀，"针"的前身，字从石从乏。"石"表示"石制的""石刀""石针"；"乏"意为"减损"。"石"与"乏"联合起来表示"以石刀切割痈肿以减损其体积""以石针穿刺脓包以减损其体积""以石制医具排脓"。本义：以石针排脓、放血。引申义：一为专用于排脓、放血的石刀、石针，二为专用于刺激穴位的针灸用针。

痈，古作"瘫"，字从疒从雍。"雍"意为"在外围加上一圈"。"疒"与"雍"联合起来表示"皮肤表面不断加大的肿块"。

疡，古作"瘍"，字从疒从易。"易"意为"播散""散开"。"疒"与"易"联合起来表示"人体表皮脓肿的溃烂"。

疮，字从广从仓。"仓"本义指存储粟米的圆形建筑物，或指粟米的堆垛。"广"与"仓"联合起来表示人体表皮上出现的粟米堆垛样的脓肿。

创，字从仓从刀。"仓"本义指粟米的堆垛，转义指人体表皮上出现的粟米样的脓肿。"仓"与"刀"联合起来表示"用石刀或金属刀切割脓肿"。

金创，或作"金疮"，指用金属刀具切割脓肿。这是中国古代医学体系分类中的"外科"。

脓，字从肉从农。"农"本义指乡村的生业，转义指乡村粪水及其气味。"肉"与"农"联合起来表示"人体表皮生长出来的粪水般的溶液，它和粪水一样臭，一样混浊，一样能长蛆虫。

穴。"宀"指特定场所、处所，"八"意为"分开"。"宀"与"八"联合起来表示"开口的所在处"。在针灸术中指人体体表的一些特殊位点，其下连接肌体中的刺激感传递通道——腧。

腧，字从肉从俞。"俞"意为"捷径"，引申为"通道"。"肉"和"俞"联合起来表示"人体中的通道"。在针灸术语中指"人体中传递体表刺激感的通道"。

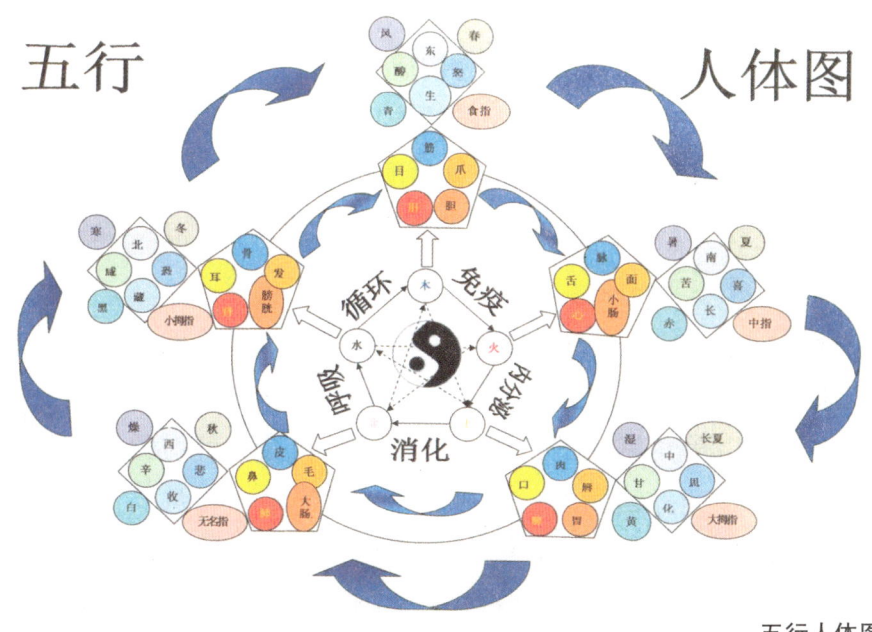

五行人体图

经，古作"經"，字从丝从巠。"巠"本义为织布机上纵列的排丝，引申为人体中自上而下布列的用于传递信号的纤维束。

络，字从丝从各。"各"意为"十字交叉"。"丝"与"各"联合起来表示"丝麻纤维以十字交叉方式组织起来的网"。在针灸术语中指沿着经脉一路向左右伸展出去的支纤维束，它们与经脉构成了许多"十字交叉"之形。

疳，字从疒从有。"有"意为"皮肉""肌肉""软组织"。"疒"与"有"联合起来表示"皮肉伤""软组织挫伤"。

《灵枢》云："已发针，疾按其疳，无令其血出。""两手外内侧各三，凡十二疳（外侧指少泽、关冲、商阳；内侧指少商、中冲、少冲）。"《素问·刺腰痛》云："刺之三疳。"

肿，古作"腫"，字从肉从重。"重"意为"下沉感""下坠感"。"肉"与"重"联合起来表示"全身，或身体某一部分因病变而增加分量，带来下沉感、下坠感"。本义：身体全部或局部因病而增加分量。

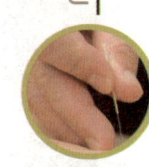

针灸的分类和传统疗法

毫针刺法。用艾绒或其他药物放置在体表的穴位部位上烧灼、温熨，借灸火的温和热力及药物的作用，通过经络的传导，起到温通气血，扶正祛邪，达到治疗疾病和预防保健目的的一种外治方法。

此外，还有三棱针刺法、皮肤针刺法、皮内针刺法、火针刺法、芒针刺法、电针刺法。

拔罐法，又称"吸筒疗法、拔筒法"。应用各种方法排除罐筒内空气以形成负压，使其吸附体表以治疗疾病的方法。

古代有以兽角制成的，称角法。通过吸拔，可引致局部组织充血或瘀血，促使经络通畅、气血旺盛，具有活血行气、止痛消肿、散寒、除湿、散结拔毒、退热等作用。

梅花针疗法，也称"皮肤针疗法"，即由五根或七根针结成丛针，弹刺皮肤经络穴位。

艾灸疗法有艾条灸、艾炷灸和温针灸等。艾条灸分温和灸、雀啄灸和熨热灸三种。艾炷灸分直接灸和间接灸两种。温针灸又称"针上加灸或针柄灸",即针刺得气后在针柄上套艾条,点燃,使其通过针体传入穴位内。

现代刺法灸法,包括耳针法、头针法、眼针法、手针法、足针法、腕踝针法、声电波电针法、电火针法、微波针法、穴位激光照射法、穴位贴敷法、穴位埋线法、穴位磁疗法、穴位注射法、穴位指针法、穴位电离子透入法、穴位割治法、穴位结扎法。

针灸疗法的特点是治病不靠吃药,只是在病人身体的一定部位用针刺入,达到刺激神经并引起局部反应,或用火的温热刺激烧灼局部,以达到治病的目的。

前一种称作针法,后一种称作灸法,统称针灸疗法。

针灸疗法在临床上,按中医的诊疗方法诊断出病因,找出疾病的关键,辨别疾病的性质,然后进行相应的配穴处方,进行治疗。以通经脉,调气血,使阴阳归于相对平衡,使脏腑功能趋于调和,

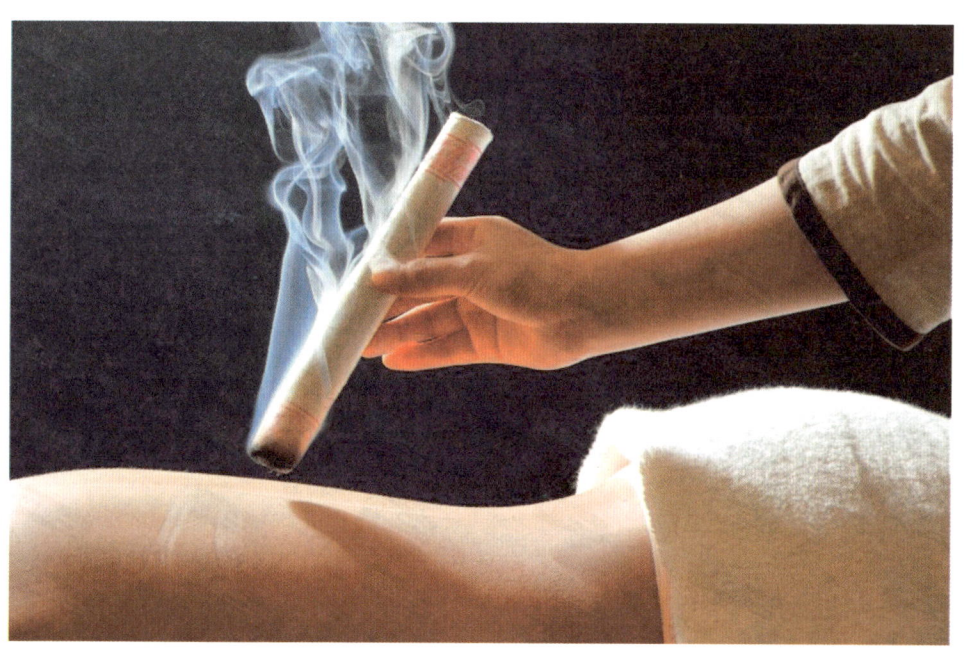

艾灸

从而达到防治疾病的目的。

针灸疗法具有很多优点，可用于内、外、妇、儿、五官科等多种疾病的治疗和预防。治疗疾病的效果比较迅速和显著，特别是具有良好的兴奋身体机能，提高抗病能力和镇静、镇痛等作用；操作方法简便易行，医疗费用经济，没有或极少的副作用，基本安全可靠，又可以协同其他疗法进行综合治疗。这些也都是它始终受到人民群众欢迎的原因。

针灸在长期医疗实践中，形成由十四经脉、七经八脉、十五别络、十二经别、十二经筋、十二皮部和孙络、浮络等组成的经络理论，以及361个腧穴、经外奇穴等腧穴与腧穴主病的知识，发现了人体特定部位之间特定联系的规律，创造了经络学说，并由此产生了一套治疗疾病的方法体系。

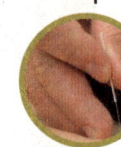

由于针灸疗法具有独特的优势，有广泛的适应性，疗效迅速显著，操作方法简便易行，医疗费用经济，副作用极少，因此在唐代，中国针灸就传播到日本、朝鲜、印度、阿拉伯等国家，并在他国开花结果，繁衍出具有异域特色的针灸医学。

如今，针灸已经传播全世界140多个国家和地区，为保障全人类的生命健康发挥了巨大的作用。

针灸的减肥原理

针灸减肥是通过刺激经络腧穴来调整下丘脑—垂体—肾上腺皮质和交感—肾上腺髓质两大系统功能，加快基础代谢率，从而促进脂肪代谢，产热增加，使积存的脂肪消耗，进而调整、完善、修复人体自身平衡。

针灸减肥通过扶正祛邪、刺激腧穴、调整经络，达到加强脾肾功能，扶助正气，通过经络的疏通作用祛除停滞于体内的邪气，不仅能取得整体减肥的效果，而且能消除局部脂肪，达到局部减肥的目的。

通过针灸减肥能有效调节脂质的代谢过程。肥胖症患者的体中过氧化脂质高于正常值，针灸打通人体减肥要穴后，可以使人体中过氧化脂质含量下降，加速脂肪的新陈代谢，从而达到减肥目的。

可以纠正患者的异常食欲，通过对神经系统的调节，可以抑制胃酸分泌过多，达到不乏力、不饥饿的目的。针灸以后，胃的排空减慢，胃不空了，产生饱的感觉，自然不太想吃东西了。

针灸减肥在于有效调节内分泌紊乱。肥胖症患者的内分泌紊乱发生率极高，为什么生了小孩的妇女会发胖，不单是营养过剩，还有生小孩后打破了她的内分泌平衡，引起肥胖，女人到了更年期时，内分泌紊乱同样引起肥胖。

在采用针灸减肥时调节"下丘脑—垂体—肾上腺皮质"和"交感—肾上腺皮质"两大系统使内分泌紊乱得以纠正，并加速脂肪的新陈代谢，因此达到减肥的目的。

当前减肥方法很多，但针灸减肥有独特的疗效，既安全方便，又无不良反应。针灸减肥不同于药物减肥等，药物作用通常有一定

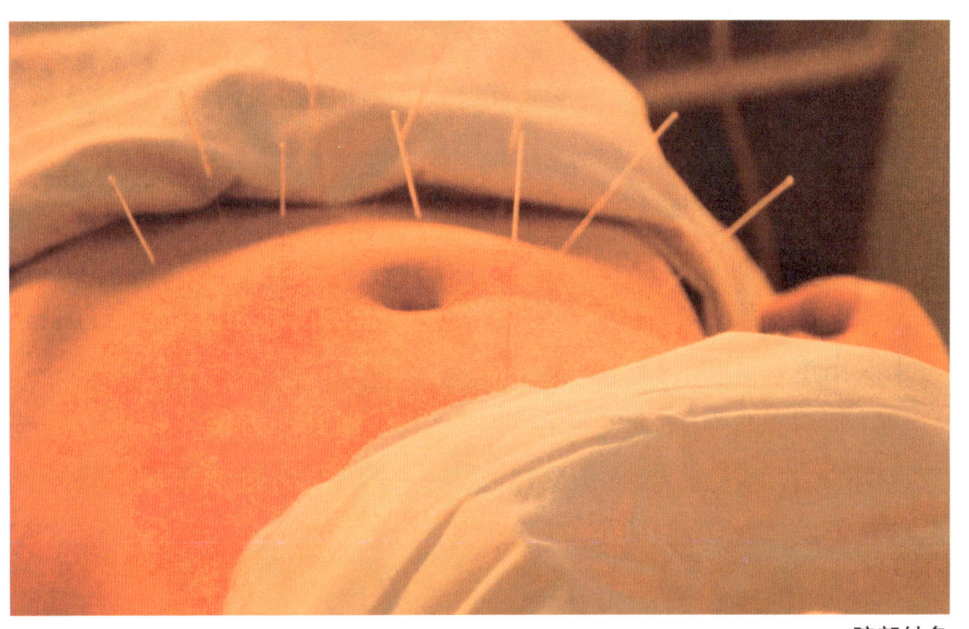

脐部针灸

的期限，而针灸减肥是通过调整患者内在功能而发挥内因作用，所以一般不会在针灸减肥治疗停止后很快又发胖。

也就是说，针灸减肥一般不反弹。如今，针灸减肥已倍受国内外学者所关注，是最有效的一种健康减肥方法。

特别是针灸治疗由内分泌失调引起的肥胖、单纯性肥胖等，可迅速减去多余脂肪，收紧皮肤、不松弛、无皱纹，且不影响身体健康。

针灸减肥适用于长期减肥无效、药物减肥失败者，具有肥胖患者无需节食、无需大量运动、无手术痛苦等优点。

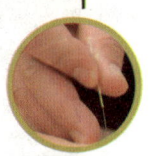

针灸时的注意事项

在针灸时，过于疲劳、精神高度紧张、饥饿者不宜针刺，年老体弱者针刺应尽量采取卧位，穴宜取少，手法宜轻。怀孕妇女针刺不宜过猛，腹部、腰骶部及能引起子宫收缩的穴位，如合谷、三阴交、昆仑、至阴等禁止针灸。

小儿因不配合，一般不留针。婴幼儿囟门部及风府、哑门穴等禁针。

有出血性疾病的患者，或常有自发性出血者，损伤后不易止血者，不宜针刺。

皮肤感染、溃疡、瘢痕和肿瘤部位不予针刺。

眼区、胸背、肾区、项部，胃溃疡、肠粘连、肠梗阻患者的腹部，尿潴留患者的耻骨联合区针刺时应掌握深度和角度，禁用直刺，防止误伤重要脏器。

针刺对某些病症确实有极好的疗效，但并非万能，特别是一些急重病的治疗，应根据情况及时采用综合治疗，才能更有利于病人，也可充分发挥针灸的作用。

针灸疗法的传承价值

由于针灸疗法具有独特的优势,有广泛的适应证,疗效迅速显著,操作方法简便易行,医疗费用经济,极少副作用,远在唐代,中国针灸就已传播到日本、朝鲜、印度、阿拉伯等国家和地区,并在他国开花结果,繁衍出一些具有异域特色的针灸医学。

如今,针灸已经传播到世界140多个国家和地区,为保障全人类的生命健康发挥着巨大的作用。

针灸是在中国历代特定的自然与社会环境中生长起来的科学文化知识,蕴含着中华民族特有的精神、思维和文化精华,涵盖着大量的实践观察、知识体系和技术技艺,凝聚着中华民族强大的生命力与创造力,是中华民族智慧的结晶,也是全人类文明的瑰宝,应该受到更好的保护与利用。

中国古代人民很早以前就采用针灸方法保健强身。在《黄帝内经》中称掌握针灸保健技术的医生为"上工",《灵枢·逆顺》中云:"上工刺其未生者也。"到了唐代,针灸保健已占有相当位置,如在《千金要方》中,就论述了许多针灸方面用以保健的材料。

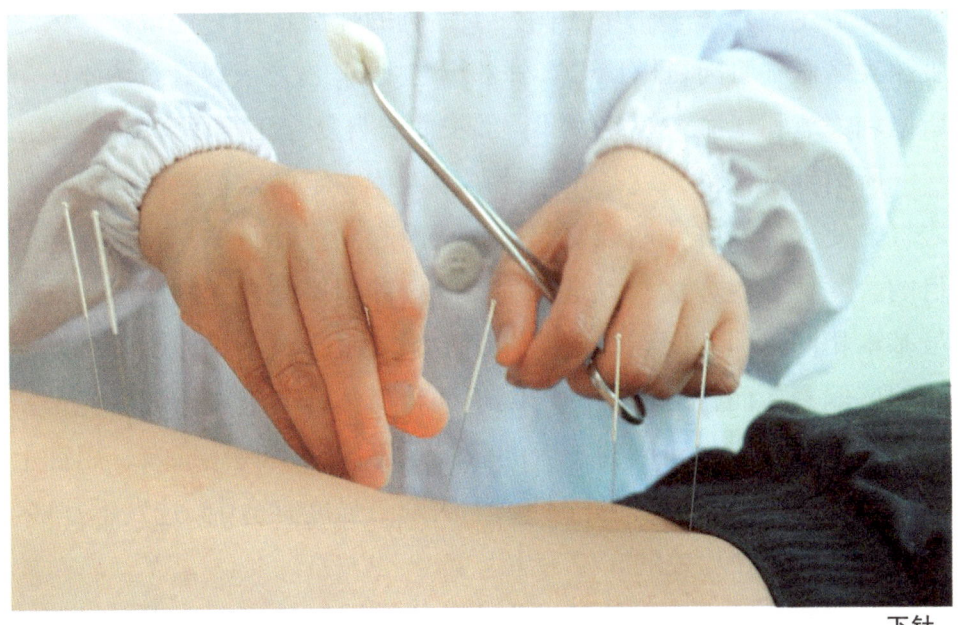

下针

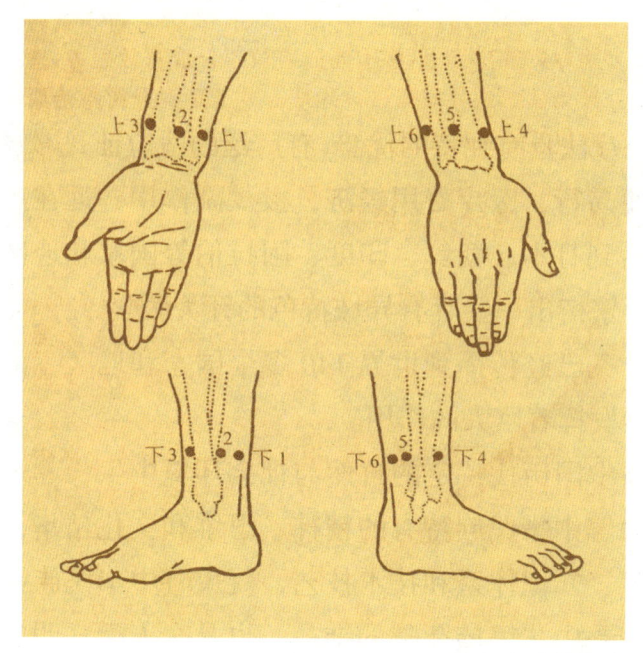

针灸之腕踝针法

宋代王执中著的《针灸资生经》里，记载了用针灸预防多种疾病，如刺泻风门背不发痈疽等。

明代医家亦倡导针灸保健，高武在《针灸聚英》里说："无病而先针灸曰逆。逆，未至而迎之也。"逆，即防病之义。清代潘伟如在《卫生要求》一书中还阐发了针刺的保健作用，他说："人之脏腑经络血气肌肉，日有不慎，外邪干之则病。古之人以针灸为本……所以利关节和气血，使速去邪，邪去而正自复，正复而病自愈。"

所谓针刺保健，就是用毫针刺激人体一定的穴位，以激发经络之气，使人体新陈代谢旺盛起来，从而起到强壮身体、益寿延年的目的。此种养生方法，就是针刺保健。针刺保健与针刺治病的方法虽基本相同，但着眼点不同，针刺治病着眼于纠正机体阴阳、气血的偏盛偏衰，而针刺保健则着眼于强壮身体，增进机体代谢能力，旨在养生延寿。也正因为二者的着眼点不同，反映在选穴、用针上亦有一定差异。若用于保健，针刺手法刺激强度宜适中，选穴不宜多，且要以具有强壮功效的穴位为主。

保健灸法是中国独特的养生方法之一，不仅可用于强身保健，也可用于久病体虚之人的康复。所谓保健灸法，就是在身体某些特定穴位上施灸，以达到和气血、调经络、养脏腑、延年益寿的目的。

《医学入门》里说："药之不及，针之不到，必须灸之"，说明灸法可以起到针、药有时不能起到的作用。灸法的保健作用早在《扁鹊心书·须识扶阳》中就有明确的记载："人于无病时，常灸关元、气海、命门、中脘，虽未得长生，亦可保百余年寿矣"。

20世纪70年代，以中国向全世界公布针刺麻醉的研究成果为契机，国际社会掀起了一股渴望了解针灸学和应用针灸治病的热潮，这是一次世界性的针灸热潮。因为对针灸的学习，西方医学界渐渐消除了对针灸的误解，一部分外国人还对其产生了浓厚的兴趣，成为应用、研究与推广针灸的主要力量。

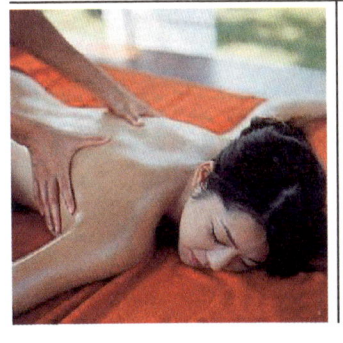

迷你知识卡

穴　位

穴位即腧穴，是人体脏腑经络之气输注于体表的部位，是针灸治疗疾病的刺激点与反应点。指人体脏腑经络之气转输或输注于体表的腠理和骨节交会的特定的孔隙。

第三章
针灸已成为被世界接受的治疗手段

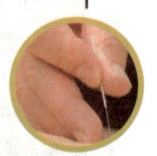

针灸"非遗"打开世界大门

中医针灸近年来在国内外都有较快发展，应用也非常广泛，随着针灸的疗效受到国外医学界的逐步认可，针灸的影响力也在不断扩大，目前已有160多个国家使用中医针灸，还有一些国家开始着手将中医针灸纳入本国医保体系。因此，针灸能够"申遗"成功绝非偶然，而是实力所在。

近年来，从来华学习针灸的留学生身上，就可以看到中医针灸在国外的影响力。据了解，在过去10年间，每年都有数十名外国留学生到云南中医学院学习针灸。

此外，受国外医学院校、医疗机构的邀请，云南省中医院几乎每年都会派教师、医生赴海外展开中医针灸的教学、学术交流等。

仅仅在云南，每年就有很多外国人来学习针灸，又有很多的教授、医生走出国门，到海外传授中医针灸技术。频繁的学术交流，促进了中医药文化的传播，也加深了中医针灸在国际上的影响力。

针灸是中医学的重要组成部分，是中华民族优秀传统文化的瑰宝，蕴含了中国历代医家的宝贵临床经验。千百年来，它独特的疗效不仅为中国人的健康做出了巨大的贡献，在世界医学领域也获得了很高的认可和赞誉。

西方医学界已有越来越多的人了解和承认针灸的功效，针灸已成为中医药被世界接受的突破口。针灸可以明显减轻患者的症状和痛苦，而西方医学认为减轻患者的症状或痛苦是治疗的重要步骤之一，它对患者的彻底恢复、增强抵抗力等有重要作用，因此针灸率先被西方医学界接受。

法国针灸协会现已成为法国政府认可的医疗协会，近几年法国许多医科大学还增设了针灸课程，这是中医打入西方主流医学的重要突破。

多年前，中医在西方还是处于边缘的医学学科，许多从事中医研究的专家，其资格并不被西方国家政府承认。但这几年西方医学院纷纷对中医产生兴趣，一些医学院还成立了中医部，学员毕业后可以拿到证书，不过西方人比较接受的仍然是针灸。

与针灸相比，中药还不为西方广泛接受，主要原因是中药缺乏规范化和标准化的质量体系。因此，要想让中药的医理、药理被西医接受，尚需尽快制定较为详尽的生产规范和标准。

专家还认为，中医药的国际地位和影响得到根本改变，是一个厚积薄发的过程，这个过程的长短决定于内外两个因素：内因是，要将传统中医药的优势特色与现代科学技术相结合，实现中医药的现代化；外因是，要不断加深国际社会对中医药的理解和尊重，并将中医药纳入主流医学体系，针灸就是很好的例子。两者中内因比外因更重要。

针灸"申遗"成功，不仅有助于促进传统针灸的保护、传承和未来的发展，还促进了针灸向世界的传播。

目前，我国在针灸教学与科研方面仍处在世界领先地位，而设立以我国为主的国际标准也是长期可持续发展、维持我国在这方面领先地位的关键一环。

针灸诊所在日本很普遍，但都是些小规模的个人诊所。直到1979年，世界卫生组织正式承认针灸是一种传统医学，针灸在日本

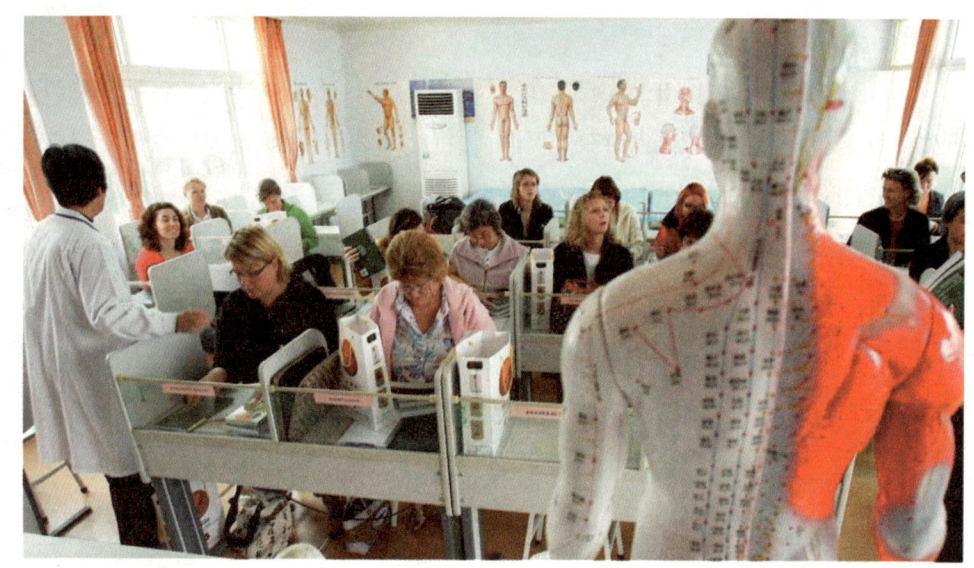

外国人学习针灸

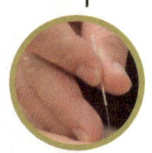

的地位才有所提高，但目前仍是和按摩诊所合在一起开的比较多。在日本要想成为一名针灸师必须经过国家考试，参加考试者必须在国家承认的学校中接受三年以上的教育。在韩国，许多医生都会针灸术。在《大长今》等韩国电视连续剧中，也有针灸治疗情节。

近年来，联合国教科文组织建立了整套规范制度，为各国搭建了保护、展示和交流非物质文化遗产的重要平台，中国政府也高度重视非物质文化遗产保护，采取了一系列政策措施，如开展资源普查、建立名录体系、保护传承人等，均取得了明显成效，同时为促进世界非物质文化遗产保护、维护人类文化多样性做出了积极的贡献。

"国粹"之一

针灸术是继中餐后又一传遍西方的中国文化的精髓，也是中国对西方科学技术产生影响的领域之一。

尽管中医药随着中国移民很早就来到美国，但无论是民间还是官方都认为针灸疗法正式传入美国要从尼克松访华说起。

很多美国人都知道引发当年"针灸热"的导火索是发表在纽约

时报上的一篇报道。

在美国针灸界和医学界流传得广的一则关于针灸传入美国的传闻是这样的：在当时尼克松访华团中，有一名年轻的随团记者，在中国患了阑尾炎，住进了中国医院。中国医生在做阑尾切除术时，没有用麻药而是用了针刺镇痛麻醉，手术十分成功。这位记者回美国后，在纽约时报发表了一篇文章，介绍了自己的亲身经历，从而引发了美国的"针灸热"。

原来在纽约时报撰文的是美国著名记者詹姆斯·罗斯顿先生，当时他已是纽约时报驻华盛顿记者站主任，擅长政治时事报道，一生业绩不凡，采访过从罗斯福到布什等数届美国总统和赫鲁晓夫等各国领袖人物。罗斯顿获过多项新闻界大奖，后来还当过纽约时报的副总裁，于1995年去世。

事实是，尼克松总统访华之前的1971年7月，罗斯顿就被派往中国采访，在北京参观了很多单位，包括到中医院参观了针灸治疗。

但在访问时不幸患了急性阑尾炎，他在中国医院接受了阑尾切除手术治疗，术中使用的是常规药物麻醉，术后罗斯顿感到腹胀不适，接受了针灸治疗，之后于1971年7月在纽约时报上发表了那篇著名的纪实报道——让我告诉你们我在北京的阑尾切除手术。

第三章 针灸已成为被世界接受的治疗手段

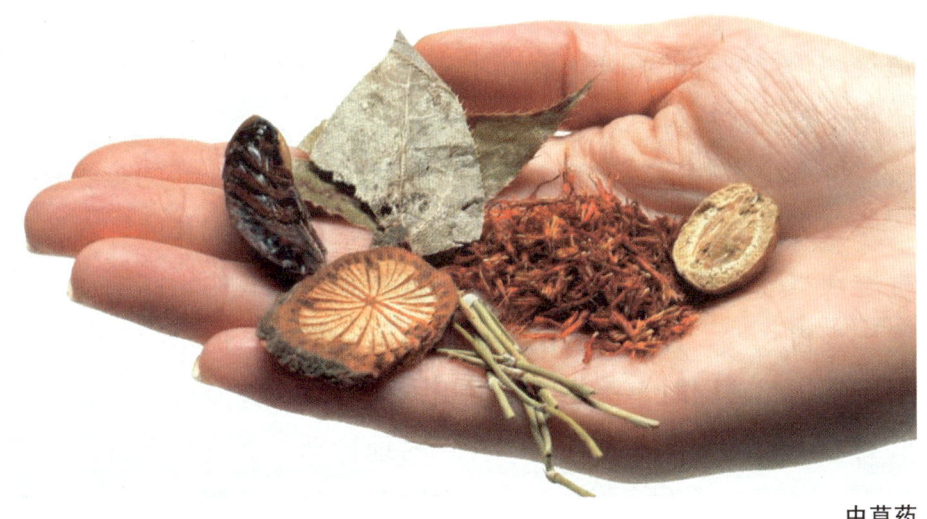

中草药

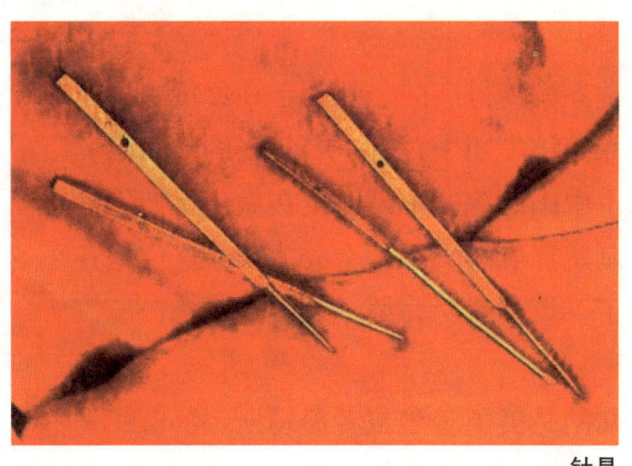
针具

1971年的罗斯顿已经是一位60多岁的资深记者了,由于他的不凡经历和纽约时报在新闻界的地位,在一般美国人的心目中,这篇报道的可信度是极高的,而当时又正值白宫刚刚宣布尼克松总统将于1972年访华,美国公众对他们不甚了了的东方大国——中国原本就有一种神秘感,而罗斯顿的文章正好满足了广大读者的好奇心。

罗斯顿在文章中写道:为纪念失去的阑尾而发表讣告似乎有点荒唐,但正因为如此,笔者在过去的十几天里有机会从内部了解到一个中国医院的政治和业务发展情况,此报道就是我的经历和见闻的记录。

简而言之,中国领导人请了11位在北京的医学权威为我会诊,然后由外科医生吴教授于7月使用了常规的腹部局部麻醉法,注射了利多卡因和笨佐卡因后,为我做了阑尾切除术。手术没有任何并发症,也没出现恶心和呕吐。整个手术过程中我一直处于清醒状态,通过中国外交部的翻译,我在术中完全按照吴教授的要求去做,两个半小时后就顺利回到了我的房间。

可是,术后第二天晚上,我的腹部有种似痛非痛的难受感觉。该院针灸科的李医生在征得我的同意后,用一种细长的针在我的右外肘和双膝下扎了三针,同时用手捻针来刺激我的胃肠蠕动以减少腹压和胃胀气。针刺使我的肢体产生阵阵疼痛,但至少分散了我腹部的不适感。同时李医生又把两支燃烧着的、像廉价雪茄烟的草药艾卷放在我的腹部上方熏烤,并不时地捻动一下我身上的针。这一切不过用了20分钟,当时我还想用这种方法治疗腹部胀气是否有点太复杂了,但是不到一小时,我的腹胀感觉明显减轻而且以后再也没有复发。根据我得到的消息,如今来自中国关于针灸治愈失明、瘫痪及精神病的许多报道曾经令美国方面推测中国人很可能在针灸和草药方面取得了新的重大突破。但我并不知这些推测是否正确,我也没有资格做出这种判断。另外,有人讲我的意外事件,至少是针灸的经历,只不过是记者使的一个雕虫小技以达到了解一下针刺麻醉的目的。这种说法虽然并不是全无道理,但实在是对我的想象力、勇气和牺牲精神过奖了。为了搞到好新闻我的确可以做出很多牺牲,但还不至于半夜里去开刀或主动要去当实验用的荷兰猪。

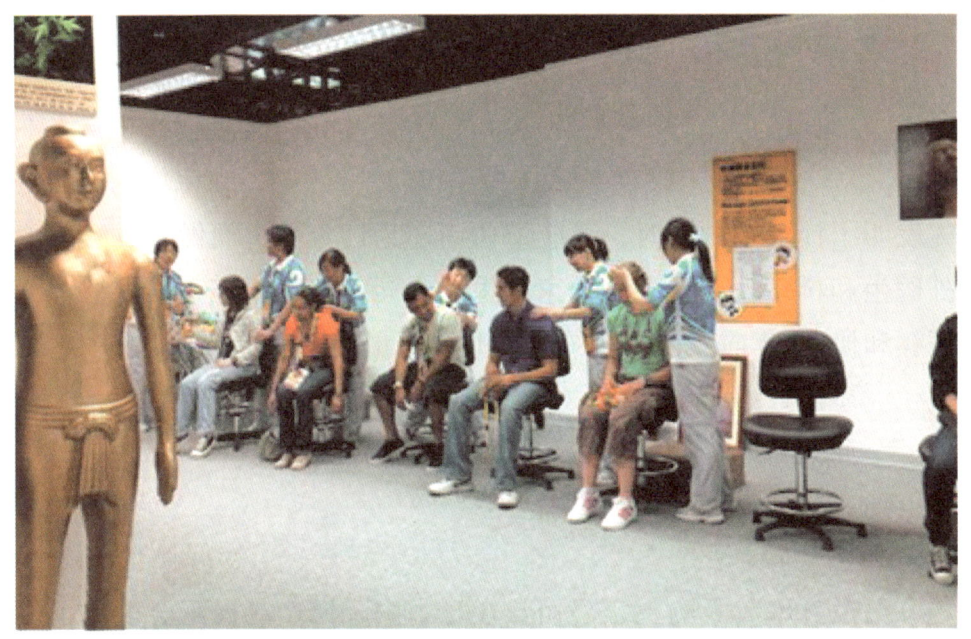

学习针灸实践中

据说,"针灸热"刚开始时,中美尚未建交,在美国懂针灸的人很少,所以一时间"洛阳纸贵"。

每日有公交车从华盛顿拉着患者到纽约找针灸医生看病,针灸师生意火爆,应接不暇,以至于诊室不够用而租下旅馆接待病人。针灸医师忙得只顾给病人扎针,连取针的时间都没有,只好雇助手来拔针。

有的针灸师生意之好,一个礼拜的收入就可以买下一栋房子。

第三章 针灸已成为被世界接受的治疗手段

当然，这种早期"针灸热"的好景不长。

把真实的故事同美国"民间传说"相比，虽然在细节上面目皆非，但故事大体上还是一致的。这种民间"口头文学"尽管可信程度不高，不足以作为历史证据，但民间传说过程中对事实渲染的本身充分反映了传播故事的人们的美好愿望。

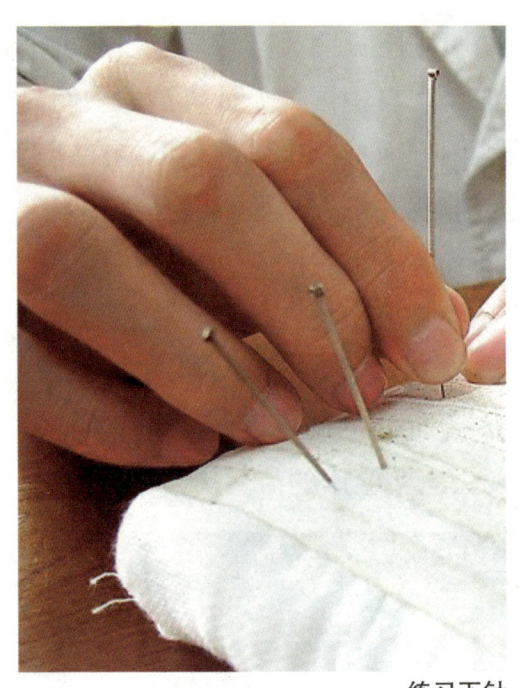

练习下针

中国有句老话叫"吃水不忘挖井人"，在记住我们的祖先发明了针灸术的同时，还应记住诸多为针灸西进而做过贡献的中外医生和科学家、社会活动家和患者，同时也不要忘记美国记者罗斯顿和他30年前发表在纽约时报上的"北京之行"。

针灸在国外的特别用处

据说日本大阪的一家公司曾在日本国际海产品展示会上展示了给金枪鱼做针灸的技术，并申请了专利。该公司表示，该技术基于"金枪鱼平静死亡时的味道要比不安时死亡的味道更好"的原理。金枪鱼在接受了短暂的针灸治疗后，血液会变得纯净，鱼肉会变得更鲜美。但他们拒绝透露针灸扎入金枪鱼身体的具体部位。该技术仅对金枪鱼进行了试验，该公司下一步将对大马哈鱼测试。

进入21世纪，随着针灸医疗的副作用小、消费少等优势被世界各国人民渐渐认知，立法确认、提高临床水平及向疑难病症挑战就成了必须解决的问题。

在立法上，由于各国的承认和联合国的推广，许多国家都已经确立并完善了法律管理，而且对针灸从业人员的考试和资格认证进一步规范；在研究上，用针灸治疗或辅助疑难病症也渐显苗头，如小剂量药物穴位注射治疗萎缩性胃炎，火针治疗慢性骨髓炎，舌针治疗脑性瘫痪、帕金森氏症等。

由此可见，针灸这一伟大的医学学科还有更大的潜力值得发掘。

针灸就是中医学的"马前卒"

中医药作为目前保存最完整、传播最广泛、具有独特完善理论体系和丰富临床经验的医学科学，对世界文明的进步和全球民众的健康产生了积极的影响，中医国际化已成为近年来我国中医发展的战略取向之一。

20世纪80年代起，美国政界和医学界有识之士逐渐意识到西医一枝独秀的局面不能适应社会发展和病人需要。西医开销大且副作用相对严重，对疑难病症缺乏有效办法。

起初，很多美国病人对针灸一无所知。据说白宫妇幼保健顾问因为坐骨神经痛经历几年的折磨，在西医治疗无效的情况下，抱着"试试看"的想法，找到中医，经过十几次治疗全愈，这让美国人了解到中医针灸的神奇所在。

中国将针灸作为"申遗"项目，并非因为针灸面临着衰退，而是代表了国家对中医针灸的重视。针灸的"申遗"成功，可以说打开了中医学走向世界的大

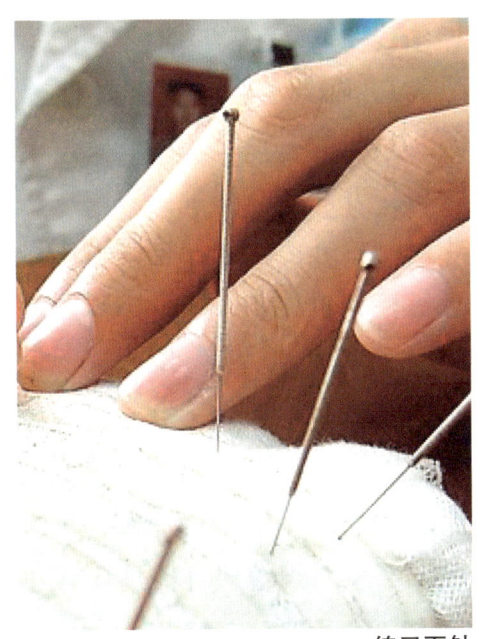

练习下针

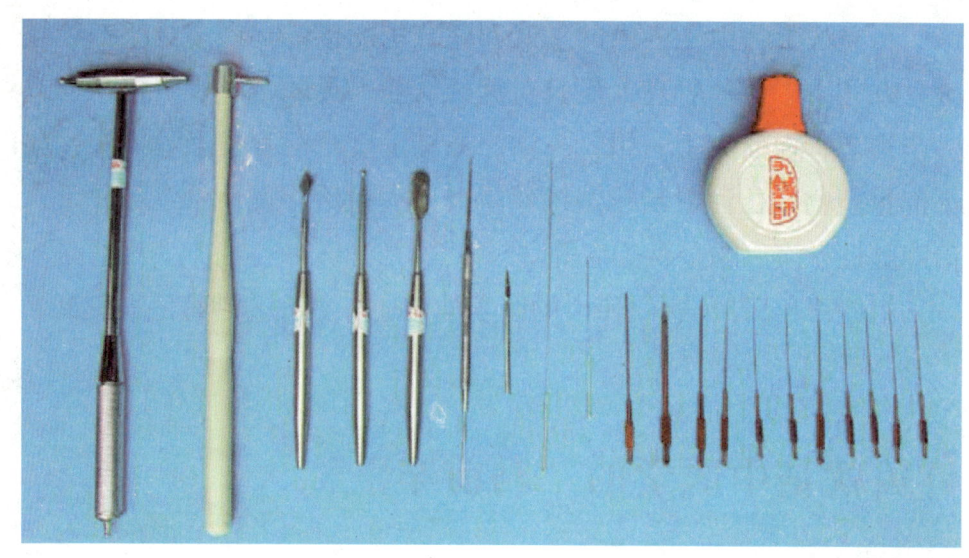

针灸工具

门,有助于促进国家对针灸文化的传承和保护;针灸的"申遗"的成功,不是最终的结果而是一个新的起点,它将鞭策所有中医针灸工作者承担起针灸传承、发展和推广的责任。

我国的针灸自公元562年由我国吴人知聪携带《明堂图》《针灸甲乙经》东渡日本,在日本、朝鲜等国流传开来,到了十五六世纪传入欧洲国家,1972年美国前总统尼克松访华后,美国对待中医学,特别是针灸医学的态度发生了根本转变,针灸医学在美国获得了迅速发展,并由此拉开了世界性的"针灸热"。

从传统来看,针灸就是中医学的"马前卒",它让世界各国看到了针灸的疗效;从目前来看,中医治疗方法中,在全世界运用最广泛的,还是针灸、推拿、火罐等非药物的外治疗法。据国家中医药管理局的不完全统计,目前中医药已传到世界160多个国家和地区,中医针灸医疗机构达10万多家,针灸师有30万~50万人,针灸已经在许多国家和地区取得合法地位。

在固有的印象中,针灸的作用也就局限于腰腿疼痛的治疗,而且由于针灸治疗不如西药便捷,因此一般人,特别是年轻人,生病了几乎不会通过针灸来治疗疾病。世界卫生组织曾对针灸适应证进行公布,所治疗的疾病达47种,具体包括:上呼吸道疾患、急性副鼻窦炎、急性鼻炎、普通伤风感冒、急性扁桃体炎、呼吸器官疾病、急性气管炎、急性支气管炎、眼疾、急性结膜炎、中心视网膜炎、近视、白内障、口腔疾病、牙痛、拔牙后疼痛、牙龈炎、急慢性咽炎、胃肠疾病、食道幽门痉挛、打嗝、胃下垂、急慢性胃炎、胃酸过多、慢性十二指肠溃疡疼痛、急性十二指肠溃疡、急性下痢、便秘、肠麻痹阻塞、神经肌肉骨骼疾病、正偏头痛、三叉神经痛、偏瘫、末梢神经异常、小儿麻痹早期6个月内、美尼尔氏病、神经性膀胱无力、坐骨神经痛、下背痛、骨关节炎、五十肩、网球肘、夜尿、遗尿、肘间神经痛、颈臂神经症候群等。

近年来，随着针灸治疗的范围不断扩大，现在针灸可以治疗的疾病大约在100种，而且在对高血压、糖尿病、酒精中毒、戒烟、减肥，以及各种疼痛性疾病进行针灸治疗后都有不错的效果。

此外，中国、美国、欧洲和非洲的学者还应用针灸疗法，在艾滋病的防治及治疗艾滋病并发症方面进行了初步尝试，并取得了一定的疗效。而随着现代科技方法的引入，针灸已被赋予了新的内涵，电针疗法、激光针灸、穴位注射、腧穴药物贴敷、腧穴磁疗、腧穴红外辐射等手段的介入，正在大幅提高针灸的治疗效果。

近二三十年来，大批外国人来到中国学习中医，中医专家也开始走出国门教授中医知识。我国的专家学者先是用中文，然后用英语，最后加上法语、西班牙语、俄语、阿拉伯语等语言讲授中医知识。中国的中医师、针灸师也在援外医疗队里工作，为所在国人民提供医疗服务，传播中医药学。

第三章 针灸已成为被世界接受的治疗手段

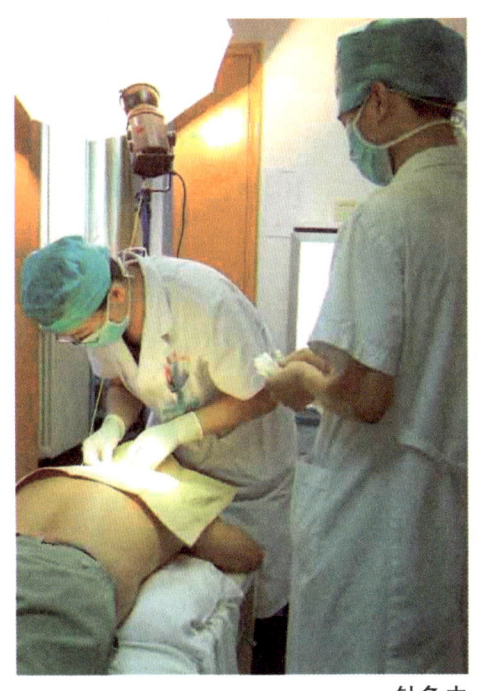

针灸中

消除针灸走向世界的障碍

针灸疗法早在四五千年前就已出现,并于2 000年前就有文字记载,唐朝诞生了完善的针灸教学体系,宋朝已有针灸铜人道具,那也可以算得上是我国最早的医疗道具。但时至今日,针灸的传承并不乐观。

"墙内开花墙外香"是现在中医针灸的现状。中医针灸不像其他医学,可以批量教学。针灸是一对一的,而且要一根一根扎针,丝毫马虎不得,因此教学人员成本比较大。

中医针灸在国际上的认可度相对更高,目前已在160多个国家和地区应用。在中国留学的外籍学生中,选择学习针灸的人数很多。

针灸治疗的病症达100多种,部分国家还将针灸列入医疗保险。在中医学中,针灸在海外的接受度相对较高,有43种疾病治疗方法得到了世界卫生组织的认可。

中国针灸成功入选"非遗"不仅意味着国际社会对这项医学手段的肯定,更是以针灸为代表的、拥有两千多年历史的中华传统医药文化走向世界的标志。非物质文化遗产是民族的历史记忆,是人

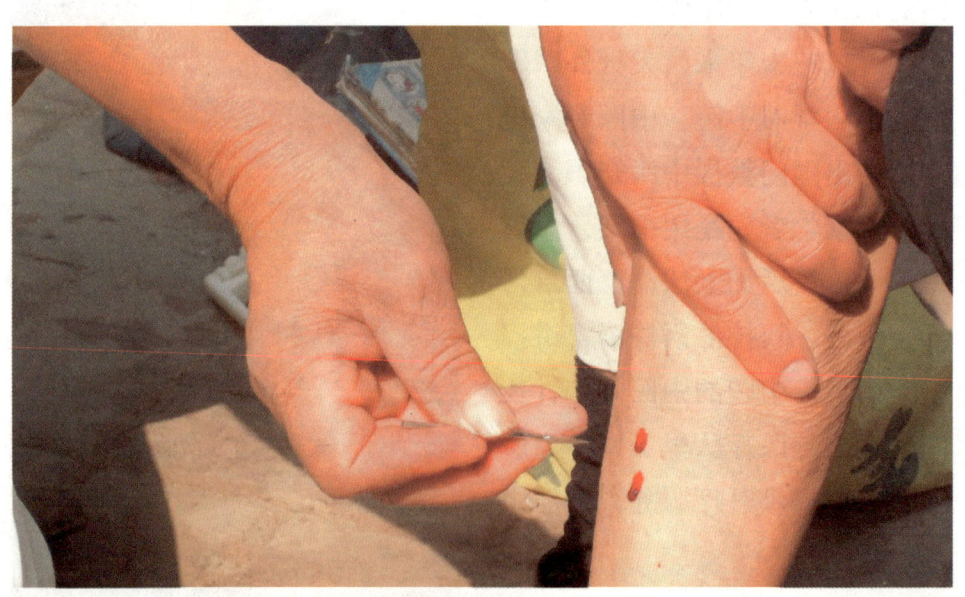

为患者下针

类共有的精神财富。有专家指出，申报非物质文化遗产，只是保护针灸等中医药的一种方式。

目前，针灸走向世界的障碍之一是语言和文字问题。很多留学生不得不花上很多时间来彻底突破这一难关。因此，当务之急是组织一批人潜下心来翻译中国针灸及其他中医经典文献，这样会使留学生学到活技能，而不是死知识。

另外，日本、朝鲜、韩国的针灸发展得也很好，中国也要和他们多交流，这样也会促进针灸发展。

中医针灸诊所遍布全球

从国家中医药管理局获悉，目前世界上大部分地区都有华人或当地人士开设的中医、针灸诊所。

据报道，美国登记的职业针灸师有1.1万余人，德国约有3万名针灸师，墨西哥的针灸师有5000多人，澳大利亚约有4500个针灸、中医师，巴西有针灸师1.5万余名，新加坡约有中医师1500人，中国香港特别行政区登记的中医、针灸师有7707人，甚至在南太平洋岛国中只有两万人口的基里巴斯也有两个中医诊所。

这些数量众多、分布广泛的中医、针灸诊所，为中医药走向世界打下了广泛的基础。

20多年来，国外的中医诊所有了新的发展。在韩国、美国、越南、法国、巴西等国家，一些政府开办的西医医院中开设了针灸诊所，有的还设立了中医诊所，提高了针灸师的地位。

还有的诊所举办针灸、中医教学，成为当地医学院学生的实习诊所，既为当地培养了中医、针灸人才，又提高了诊所的学术水平。

有的中医针灸师还参与了当地国家政府决策。1999年，加拿大联邦卫生部成立了自然保健品办公室，17名成员中有两位是华裔植物学专家。

2001年美国聘华人中医师为总统传统医药顾问，澳大利亚聘华人中医师为维多利亚省新建立的中医注册局成员。2002年，英国成立卫生部草药管理小组，成员中有两名是中国中医学院毕业的中医师。

在国外，大多数中医师、针灸师参加了各类中医、针灸学会。学会不仅在提高学术水平中发挥了作用，同时也为中医师、针灸师努力争取合法地位贡献了力量。

在当地政府颁布了不利于中医药的有关政策时，他们学会了利用合法手段进行斗争，保护了中医药在国外的声誉和地位。

让中医针灸焕发出时代光彩

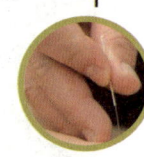

早在2006年，国家中医药管理局就曾将中医理论、养生、中药、针灸等八部分"打包"成一个大项申报非物质文化遗产。

但是这个"包"太大，讲不清楚，外国专家也看不懂，所以决定分解。最先"申遗"的是中医针灸，因为中医针灸在国外有很多应用，西方最易接受。需要强调的是，中医针灸是在中医理论指导下进行的针灸，而不是一般的针刺疗法。

针灸源于中国，是中医的医疗手段之一。

在新石器时代，祖先就能磨制适合刺入身体以治疗疾病的石器，这就是最早的针具——砭石，"砭而刺之"渐发展为针法；在使用火的过程中，逐渐发现熏烤对疼痛有所缓解，"热而熨之"渐发展为灸法。

《黄帝内经》里，系统论述了针灸治疗学，认为治病原则是"一针二灸三用药"。此外，历朝历代都出现了论述针灸治病的经典医著。

在西医还未传入神州大地的绵绵几千年里，中医针灸挽救了无数人的生命，治愈了无数人的病痛。相传，扁鹊曾让虢国太子"起死回生"，华佗曾用针灸为曹操治疗"头风症"。

针灸因为其显著的疗效，副作用少，操作简单，是世界卫生组织极力倡导的非药物治疗的重要手段，可以说是中医疗法中真正被西方医学界接受的一种。中医走向世界，也可以说是针灸走向世界。

1980年，世界卫生组织公布了43种针灸治疗有效的适应证。2008年，世界卫生组织公布了86个标准针灸穴位位点。数据显示，目前全球已超过160个国家和地区拥有中医针灸医师，针灸在临床上得到了普及应用。不少国家卫生行政管理部门已把针灸纳入卫生保健系统，针灸已成为世界医学的重要组成部分。然而，由于种种原因，针灸在中国目前的现实处境却不容乐观。

"一根银针，一把草药""一个老头儿，三个指头"，与西医相比，中医普遍具有"简、便、验、廉"的特点。但如今，这些曾让中医辉煌了几千年的优点，反而制约了其自身的发展。

城市综合性医院和中医院多面临经济压力，不少收费低廉的中医项目因为很难创造经济效益而被拒之门外。据记者调查，大多数医院不愿开设针灸科，就连中医医院的针灸科也在逐渐萎缩，有病房的已经屈指可数了。

国内针灸专业人才的培养现状令人担忧：针灸专业人才年龄偏高，人数偏少，青黄不接，针灸传承出现危机。国内针灸治疗收费低廉，而针灸在海外颇受青睐，相关治疗收费较高，导致大量优秀专业人才流往海外。很多人不愿意学针灸，即使学了针灸专业，毕业后也不愿选择去正规医院，而是跳槽去了服务性行业，做针灸美容、拔罐、按摩等。

"针转千遭，其病自消。"在针灸治疗疾病过程中，手法

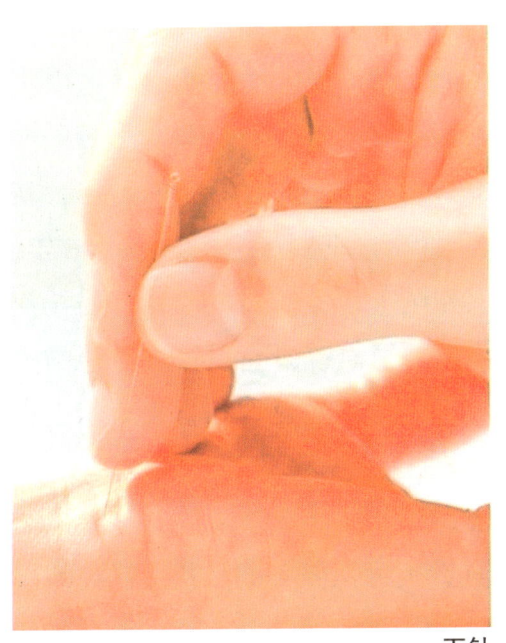

下针

第三章 针灸已成为被世界接受的治疗手段

的运用和穴位的选择是疗效的保证。但在临床实践中，一些传统的针灸手法，如苍龟探穴法、神龙摆尾法等已难觅其踪。

复兴中医，需要两大创新。一是，中医评价体系的创新，这是中医复兴的引擎；二是，中医技术的创新，这是中医复兴的基石。

当下的养生热现象，看病贵、看病难的问题，从另一个角度说明针灸乃至中医，在中国仍然有深厚的群众基础。

借此中医针灸"申遗"契机，作为中医大国，理应反思：在市场经济条件下，如何重视和支持中医针灸事业，如何传承和创新针灸诊疗技术，如何为针灸创新与发展营造一个良好的社会环境，让中医针灸这个祖国的医学瑰宝焕发出时代光彩！

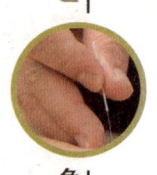

政府与学术界助推针灸向海外发展

近年来，越来越多的国家注意到本国民众对中医的关注，以及中医为本国民众提供医疗保健服务的潜在价值，分别采取制定相关的中医政策、中医行医诊疗规范以及对中医师、针灸师或中药进行注册等手段来保障民众的利益和中医合理化和规范化。

20世纪90年代，我国香港地区、新加坡政府先后调查了中医在各自地的使用情况及其潜在的价值。

随后，香港地区采取立法措施，承认中医的地位。2000年，新加坡也为中医立法，实行针灸师、中医师注册制度。1995—1996年，澳大利亚的维多利亚、新南威尔士和昆士兰三省卫生署共同委托资助名为"走向更安全的选择"的研究项目。该研究项目为政府的决策提供了依据。21世纪初，澳大利亚的维多利亚省和新南威尔士省率先为中医立法并执行注册制度。

2012年7月，澳大利亚全国实行中医师注册制度。在美国，至少44个州已经以法律形式确认设置针灸师执照考试，获得针灸师执照者可以独立开业行医。

针灸师已经成为受法律认可和保护的一项职业。其他州虽然没有针灸师执照，但也有相应的法律来规范和保障针灸的使用，如允许普通医生在培训后使用针灸进行治疗研究等。

政府的介入增加了公众的兴趣与安全感。美国国立卫生研究院2007年的调查报告认为，1997—2007年的10年中，针灸之所以能一枝独秀，就医人数增加，是由于越来越多的州实行针灸注册制度、注册针灸师的增加，以及保险系统对针灸疗法的涵盖。在同一时期，大量有关针灸疗效的文章在非专业报刊上发表，也增加了公众的兴趣。加拿大的一些省份也采取有关中医的立法程序。

中医药已在加拿大的卑诗省、安大略省立法。中医针灸在加拿大的亚伯达省、魁北克省已经立法，而萨斯喀彻温省在其健康政策中承认了中医药及针灸职业。一些欧洲国家已经或正在制定有关传统医药的政策、法律或法规。同时，对于草药的管理，美国的FDA、澳大利亚与新西兰的TGA，以及欧洲药监当局都加强了对包括中药在内的草药的监管。

2001年，由世界卫生组织西太平洋地区办事处发起，中国、日本、韩国、澳大利亚、新加坡等国成立了"草药协调论坛"，分享

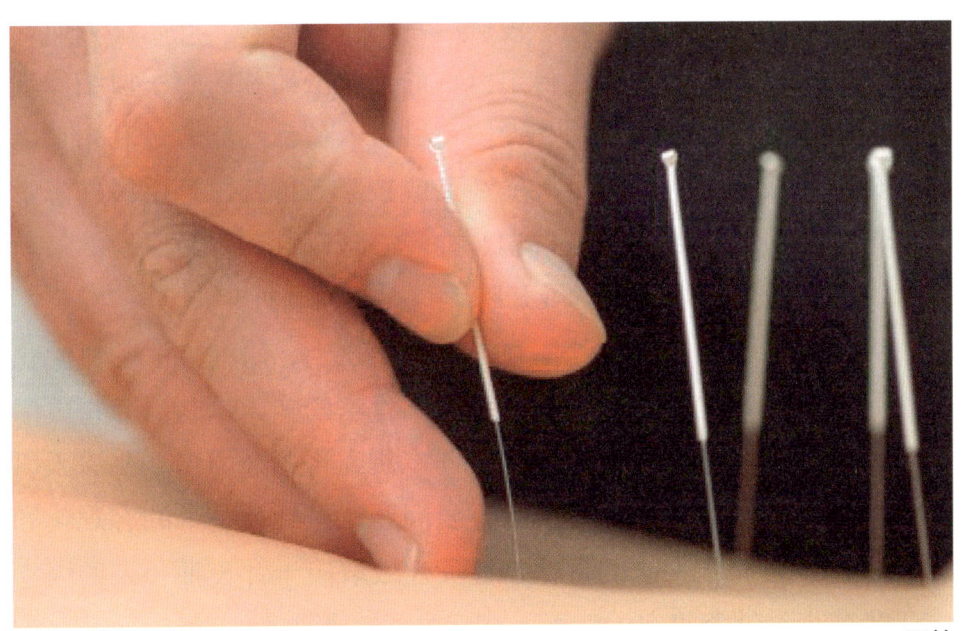

下针

草药的使用和不良反应的信息，协调各方对草药的监管。

在这期间，国外学术界对中医药和针灸的关注也随之增加。在澳大利亚，包括墨尔本理工大学、悉尼科技大学和西悉尼大学在内的12所机构，提供中医教育，其中10所大学的中医针灸课程被相关省的大学教育当局认可。欧洲有20多所大学设有

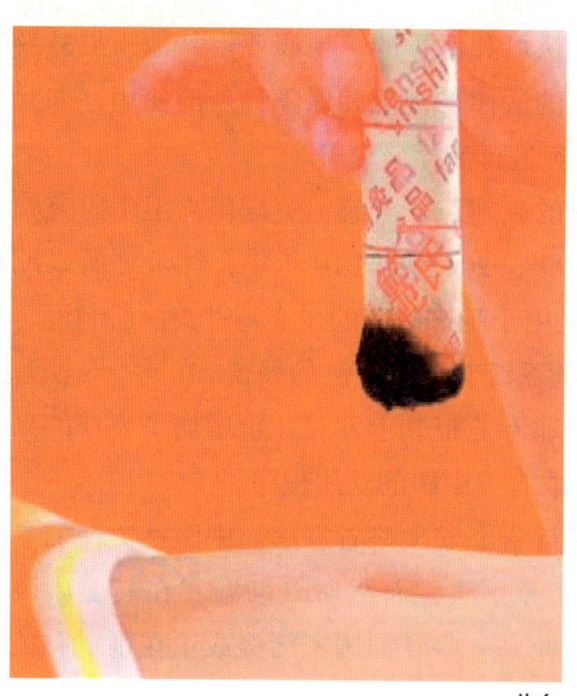

艾灸

中医课程。在瑞士，日内瓦的大型公立医院也提供针灸治疗。中医的广泛使用也引起国外科研机构的重视，包括瑞典卡罗琳斯卡研究所、美国马里兰大学、宾夕法尼亚大学等世界一流大学和研究机构纷纷开展对中医的研究。

很多发达国家已注意到了传统医学的可取之处，开始加大研究力度，并主张将那些经现代科学验证的传统医药和医疗手段纳入现行医疗体系。在美国、英国和德国，科研人员已经能通过利用功能性核磁共振成像技术，确定接受针灸或按摩等传统医疗手段的患者大脑产生反应的区域。神经科学、神经心理医学和行为医学的最新成果，都会运用于传统医学展开跨学科、新领域研究。

大多数针灸研究仍将停留在疗效的确认上，研究方法的科学化仍然是重要问题之一，基于随机对照和盲法的临床试验研究将更广泛地开展，有客观性统计价值的大样本研究将逐渐增多。要深入研究及推广针灸，另一个要解决的重要问题就是针灸技术的客观化和标准化，如对针刺手法的量化，针灸疗效取决于针灸师个人的因素应逐步减少。针灸将在治疗疑难病症方面有所作为。

近年来已经出现了针灸攻克某些疑难病的苗头，如针灸治疗中风后遗症、脑性瘫痪、类风湿关节炎等。针灸有提高免疫能力，减轻放、化疗副作用的效果，介入肿瘤患者和艾滋病患者的治疗，在减轻患者痛苦、提高病人的生存质量方面，能够有所作为。

随着科学技术的快速发展，医疗水平和医疗效果的进一步提高，针灸医学将作为世界医学的重要组成部分，在世界各国获得更加广泛的承认与推广，不断提高针灸学术水平，以促进针灸在世界范围的传播。

第三章 针灸已成为被世界接受的治疗手段

迷你知识卡

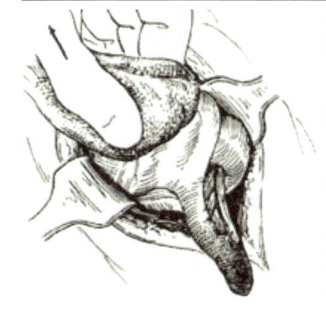

阑 尾

阑尾又称"蚓突"，是细长弯曲的盲管，在腹部的右下方，位于盲肠与回肠之间，它的根部连于盲肠的后内侧壁，远端游离并闭锁。受系膜等的影响，阑尾可伸向腹腔的任何方位。

第四章
针灸是中国医学上的宝贵遗产

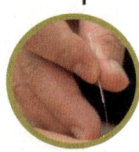

针灸保健强身

中国人很早以前就采用针灸方法保健强身。

唐代，针灸保健已占有相当位置，如在《千金要方》中，就记载了许多针灸保健的方法。

宋代王执中著的《针灸资生经》里，记载了用针灸预防多种疾病的方法，如刺泻风门背不发痈疽等。

明代医家亦倡导针灸保健，高武在《针灸聚英》里说："无病而先针灸曰逆。逆，未至而迎之也。"逆，即防病之义。

清代潘伟如在《卫生要求》一书中还阐发了针刺的保健作用，他说："人之脏腑经络血气肌肉，日有不慎，外邪干之则病。古之人以针灸为本……所以

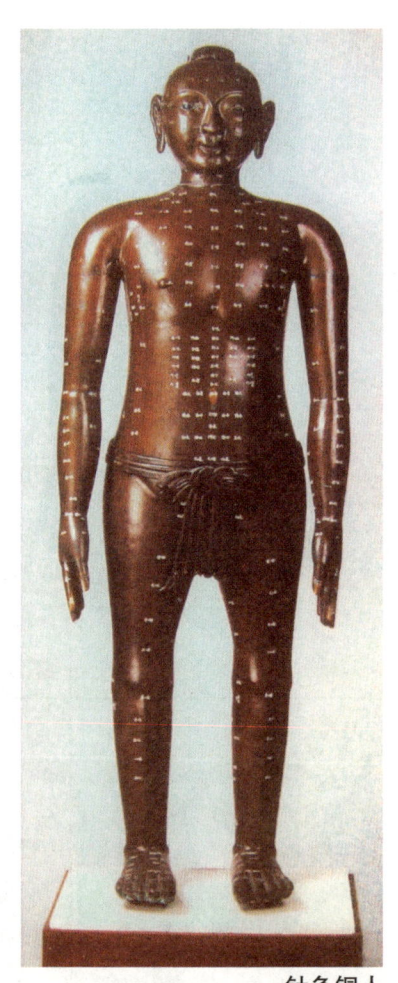

针灸铜人

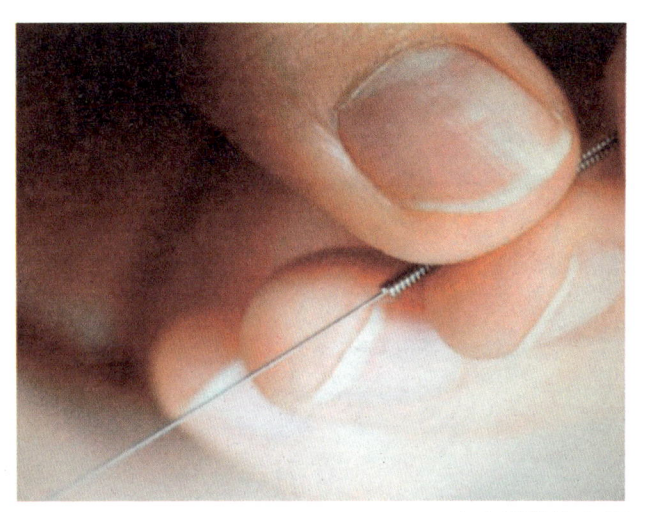

小小银针治大病

利关节和气血,使速去邪,邪去而正自复,正复而病自愈。"

所谓针刺保健,就是用毫针刺激人体的穴位,以激发经络之气,使人体新陈代谢旺盛起来,从而达到强壮身体、益寿延年的目的。

此种养生方法,就是针刺保健。针刺保健与针刺治病的原理虽基本相同,但着眼点不同,针刺治病着眼于纠正机体阴阳、气血的偏盛偏衰,而针刺保健则着眼于强壮身体,增进机体代谢能力,旨在养生延寿。

正因为二者的着眼点不同,反映在选穴、用针上亦有一定差异。若用于保健,针刺手法刺激强度宜适中,选穴不宜多,且要以具有强壮功效的穴位为主。保健灸法是中国独特的养生方法之一,不仅可用于强身保健,也可用于久病体虚之人的康复。所谓保健灸法,就是在身体某些特定穴位上施灸,以达到和气血、调经络、养脏腑、延年益寿的目的。

砭石与针灸

传统的针刺疗法起源于砭石。砭石是一种锐利的石块,主要被用来切割痈肿、排脓放血和用它刺激人体的穴位从而达到治病的目的,可以说是最早的医疗工具。

对此,我国的古书中也有记载,如《黄帝内经》说"东方之域,……其病皆为痈疡,其治宜砭石",《说文解字》也说"砭,以石刺病也",

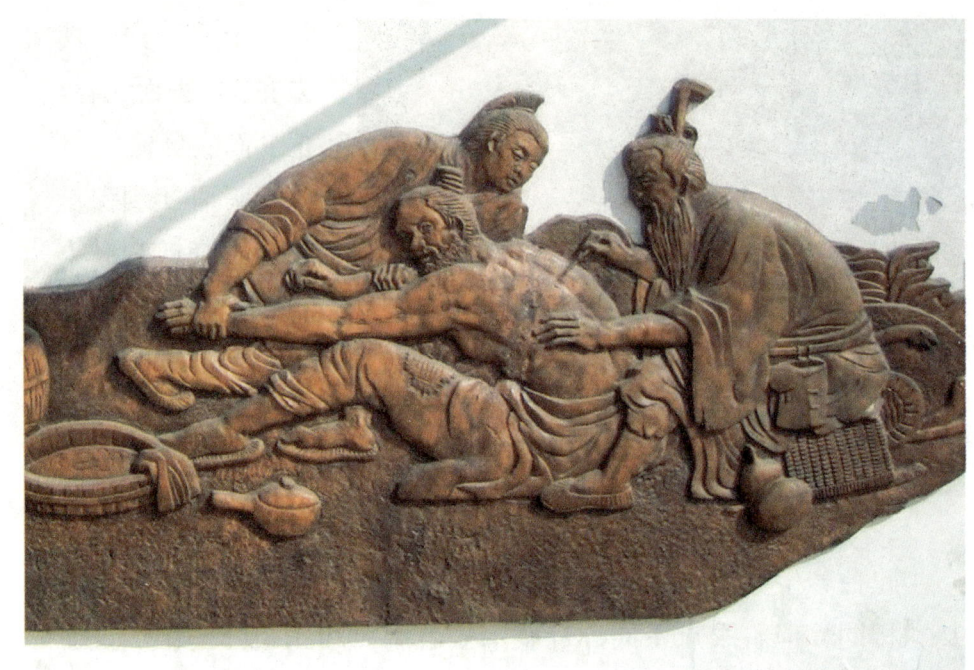

针灸石刻

具体说明了砭石是通过刺人体来治病的。

那么,砭石是怎么会被用来治病的呢?

在原始社会,人们为了生存往往要与大自然做斗争,常常在较为恶劣的环境中干活。因而,会被尖石、树枝、荆棘等划破、撞伤皮肤,甚至会碰破皮肤而流血;但偶然也有在碰伤或流血之后,却使原有的疾病减轻或消失。

反复多次后,人们便认识到刺激人体的某一部位或使之流血,可以治疗部分疾病。于是经过长期的认识实践与积累,产生了用砭石治病的方法。

一般认为用砭石治病起于新石器时代。

当时人们已经掌握了打制、磨制的技术,能够制造较为精细的石器。砭石的形状主要是根据它的用途而定。例如:用作穿刺的做成剑形、针形,一般称为针石;用作切割的做成刀形,一般称镌石。

以上这些已经从出土文物中得到印证,如1963年在内蒙古多伦旗头道洼新石器时期遗址中,出土了一枚经过加工的石针,针长为4.6厘米,针身呈四方形,一头呈尖状,一头呈扁平的半圆状,有刃口,既可用来针刺又可用于切割。

随着砭石的广泛应用与实践，人们又发明了骨针与竹针。当已经有能力烧制陶器时，又发明了陶针。随着冶金技术的发明，人们又发明创造了铜针、铁针、银针、金针，丰富了针的种类，扩大了针刺治疗的范围。

对人体的某一部位进行温热刺激，以达到治病的目的，这种方法称为灸法（灸法产生于古人用火取暖）。

人们在烤火中祛散了寒凉，得到了温暖，同时感到原有的疾病或疼痛因此而减轻或消失，于是就用兽皮或树皮等包上烧热的石块、砂土等，贴敷在身体的某一部位以局部取暖，解除一些病痛，这就是原始的热熨法。

灸法所用的燃料，一开始用杂草树枝等，后来逐渐使用木炭灸、竹筷灸、艾灸、硫黄灸、雄黄灸、灯草灸等，而最常用的是艾灸。

因为艾叶具有温经、散寒、止痛等功效，用以烧灸则热气内注，能温煦气血，治疗虚寒之证。

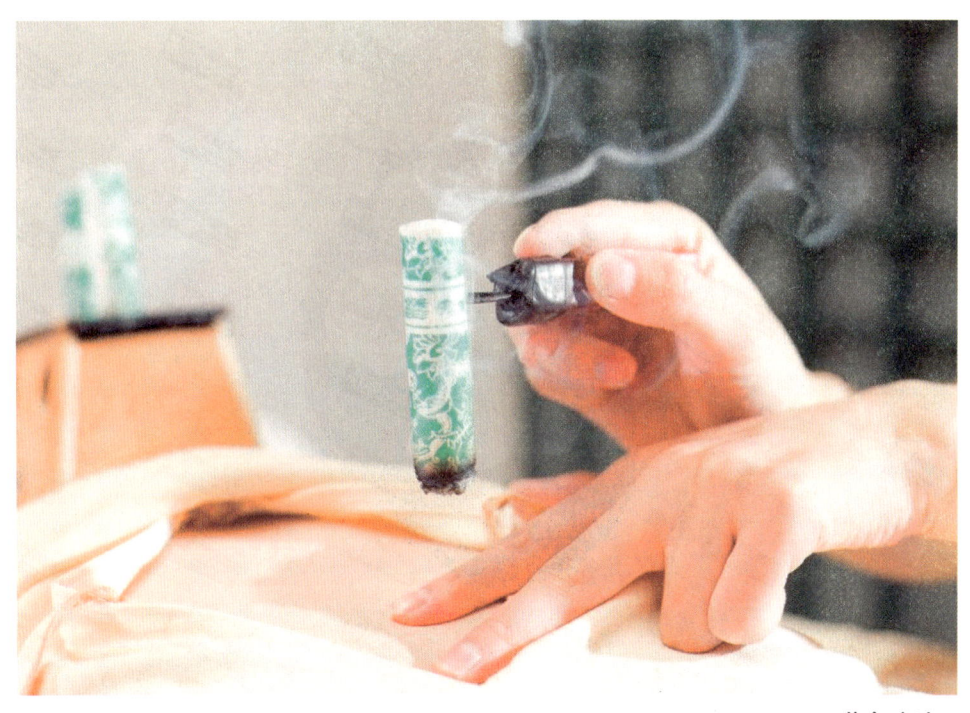

艾灸疗法

艾、艾绒、艾炷及艾条

艾为菊科多年生灌木状草本植物,自然生长于山野之中,我国各地均有生长,古时以蕲州产者为佳,特称蕲艾。艾在春天抽茎生长,茎直立,高60～120厘米,具有白色细软毛,上部有分枝。

茎中部的叶呈卵状三角形或椭圆形,有柄,羽状分裂,裂片椭圆形至椭圆状披针形,边缘具有不规则的锯齿,表面深绿色,有腺点和极细的白色软毛,背面布有灰白色绒毛,顶端叶全绿,椭圆形、披针形或绒形。头状花序,无梗,有苞片,略有白色细软丝状毛,7—10月开花。

瘦果呈椭圆形,艾叶有芳香型气味。在农历的4—5月间,当叶盛花未开时采收。采收时将艾叶摘下或连枝割下,晒干或阴干后备用。

艾叶中纤维质较多,水分较少,同时还有许多可燃的有机物,故艾叶是理想的灸疗原料。关于艾叶的性能,《本草纲目》载:"艾叶能灸百病",用艾叶做施灸材料,有通经活络、祛除阴寒、回阳

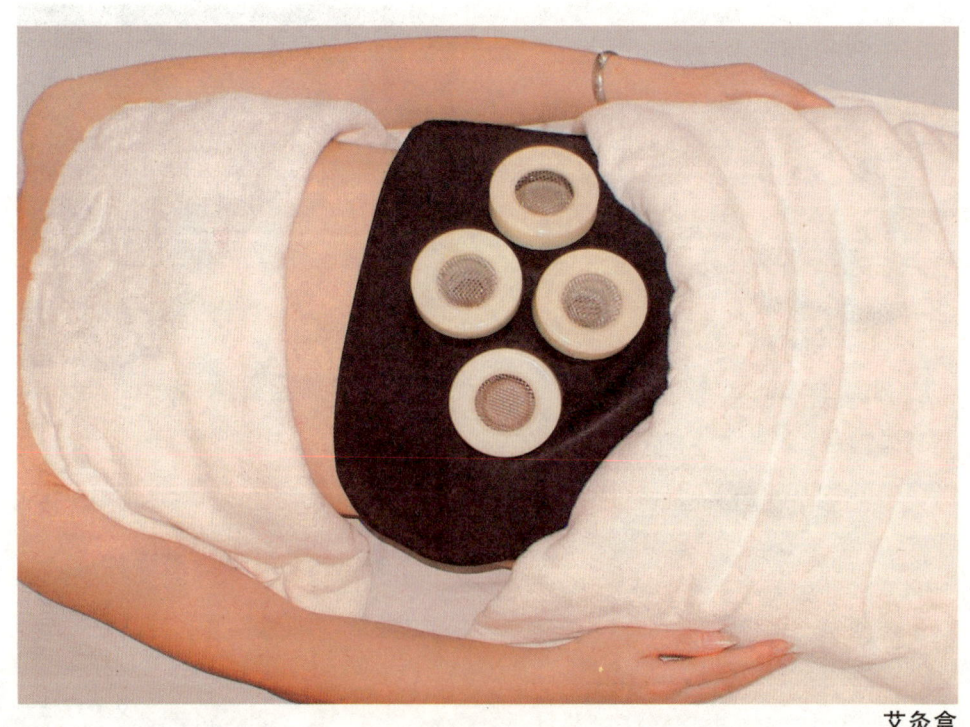

艾灸盒

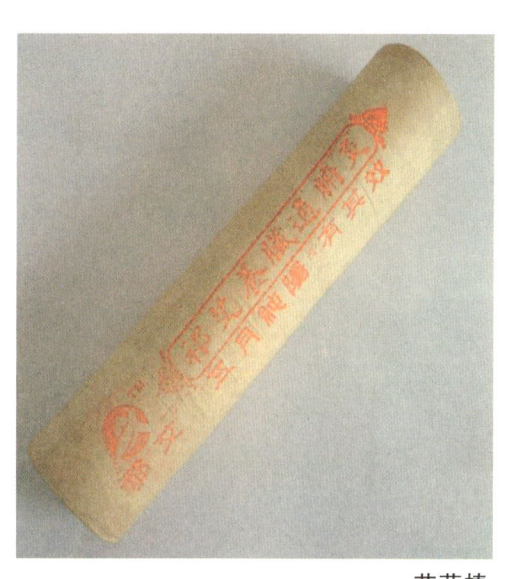

艾草棒

救逆等多方面的作用。

现代研究：蕲艾含挥发油约0.002%，主要成分为苦艾醇、苦艾酮，此外尚含胆素钾盐及维生素甲、乙、丙、丁等。苦艾醇、苦艾酮有兴奋中枢的作用。

苦艾中含有钾类、氯化钾等，故有解热、止血、镇痛的作用。

采集肥厚新鲜的艾叶，放置日光下曝晒至干燥，然后放在石臼中，用木杵捣碎，筛去杂梗和泥沙，再晒再捣再筛，如此反复多次，就成为淡黄色洁净细软的艾绒了。

艾绒按加工捣筛程度不同，分粗细几种等级，临床根据病情的需要而选用。一般若作直接灸，可用细艾绒；若作间接灸，可采用粗艾绒。

艾炷是艾炷灸施灸时，所燃烧的锥形艾团，称为艾炷。每燃尽一个艾炷，称为一壮。

制作艾炷的方法，一般用手捻。取纯净陈久的艾绒置于平板上，用拇、食、中三指边捏边旋转，把艾绒捏成上尖下平的圆锥形小体，不但放置方便平稳，而且燃烧时火力由弱到强，患者易于耐受。

手工制作艾炷要求搓捻紧实，耐燃而不易爆。此外，有条件的可用艾炷器制作。艾炷器中铸有锥形空洞，洞下留一小孔，将艾绒放入艾炷器的空洞中，另用金属制成下端适于压入洞孔的圆棒，直插孔内紧压，即成为圆锥形小体，倒出即成艾炷。

用艾炷器制作的艾炷，艾绒紧密，大小一致，更便于应用。根据临床的需要，艾炷的大小常分为三种规格，小炷如麦粒大，可直接放于穴位上燃烧；中炷如半截枣核大；大炷如半截橄榄大，常用于间接灸。

一般临床常用中型艾炷，炷高 1 厘米，炷底直径约 0.8 厘米，炷重约 0.1 克，可燃烧 3—5 分钟。

艾条指用艾绒卷成的圆柱形长条。根据内含药物之有无，又分为纯艾条和药艾条两种。一般长 20 厘米，直径 1.2 厘米。因其使用简便、不起泡、不发疮、无痛苦，患者还可以自灸，故临床应用更为广泛。

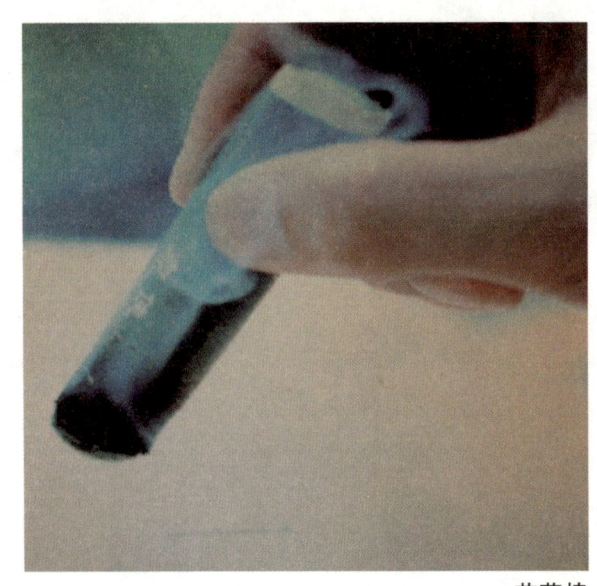
艾草棒

纯艾条：取制好的陈久艾绒 24 克，平铺在 26 厘米长、26 厘米宽，质地柔软疏松而又坚韧的桑皮纸上，将其卷成直径约 1.5 厘米的圆柱形，越紧越好，用胶水或糨糊封口而成。

药艾条：主要包括普通药艾条，太乙针，雷火针三种。普通药艾条取肉桂、干姜、木香、独活、细辛、白芷、雄黄、苍术、没药、乳香、川椒各等份，研成细末。

将药末混入艾绒中，每支艾条加药末 6 克，制法同纯艾条。

太乙针：其药物配方历代各家记载各异。近代处方为：人参 250 克，参三七 250 克，山羊血 62.5 克，千年健 500 克，钻地风 500 克，肉桂 500 克，川椒 500 克，乳香 500 克，没药 500 克，穿山甲 250 克，小茴香 500 克，蕲艾 2 000 克，甘草 1 000 克，防风 2 000 克，麝香少许，共研为末。

取纸，宽 41 厘米，长 40 厘米，内置药末约 25 克，卷紧成爆竹状，越紧越好，外用桑皮纸厚糊 6～7 层，阴干待用。

雷火针用艾绒 94 克，此外还有沉香、木香、乳香、茵陈、羌活、干姜、穿山等。

针灸中的"针感"

针感是一种深部感觉,有的定位明确,有的定位不甚明确。其性质多为酸、胀、重、麻、触电感,其中最常见的是酸、胀两种。临床上可单纯一种,也可见几种感觉混合出现。另外,还有一些不常见的针感,如抽动感、蚁行感、热感、凉感等。

由于不同穴位之间各种组织结构的复杂程度不同,而刺激不同组织所产生的各种针感的出现率也不同,这可能是决定不同穴位之间,甚至同一穴位不同深度间针感性质有所差别的内在因素之一。

刺激的方法不同,针感的性质也不相同,在同一穴位手法运针的针感多为酸胀感,电针刺激则多为麻感。又如同一神经干,用眼科镊子碰时产生麻的感觉,而用针刺时产生酸的感觉,手术刀分离它的鞘膜时产生麻的感觉,手搓它时又产生重的感觉。

人体实验表明,用毫针直刺印堂穴,针感以胀为主,直刺外膝眼穴,针感以酸、胀为主,而直刺合谷、内关、昆仑三个穴位可出现多种针感。

用直接刺激经手术暴露各种组织的方法,从病人的感觉反应得知:虽然刺激穴区的血管、神经、肌肉、肌腱和骨膜等各种组织都可引起酸、胀、重、麻等多种形式的感觉,但刺激不同组织所引起的各种感觉所出现的频次不一样:刺激神经干,较多引起麻感;刺激肌肉、肌腱、骨膜多引起酸胀感;而刺激血管则多引起痛感。

运针手法不同,针感性质亦异,如在内关行提、插、捻转手

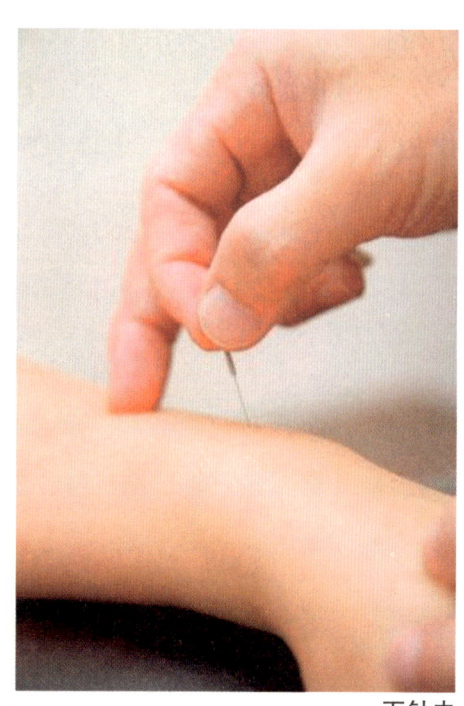

下针中

第四章 针灸是中国医学上的宝贵遗产

法时麻感的出现率较直刺时明显增加，这可能与提、插、捻转时易刺中正中神经有关。与此相反，在合谷穴行提、插、捻转手法时，麻感反而减少，而酸感的出现率明显增加。

除合谷穴外，印堂、外膝眼、昆仑等穴在提、插、捻转时，酸感的出现率也不同程度的增加，这可能表明：提、插、捻转所产生的机械刺激比较容易产生酸的感觉。

"砭而刺之"针法

《山海经》说："有石如玉，可以为针"，是关于石针的早期记载。中国在考古中曾发现过砭石实物。可以说，砭石是后世刀针工具的基础和前身。

灸法产生于火的发现和使用之后。在用火的过程中，人们发现身体某部位的病痛经火的烧灼、烘烤而得以缓解或解除，继而学会用兽皮或树皮包裹烧热的石块、砂土进行局部热熨，逐步发展以点燃树枝或干草烘烤来治疗疾病。

经过长期的摸索，人们选择了易燃而具有温通经脉作用的艾叶作为灸治的主要材料，于体表局部进行温热刺激，从而使灸法和针刺一样，成为防病治病的重要方法。

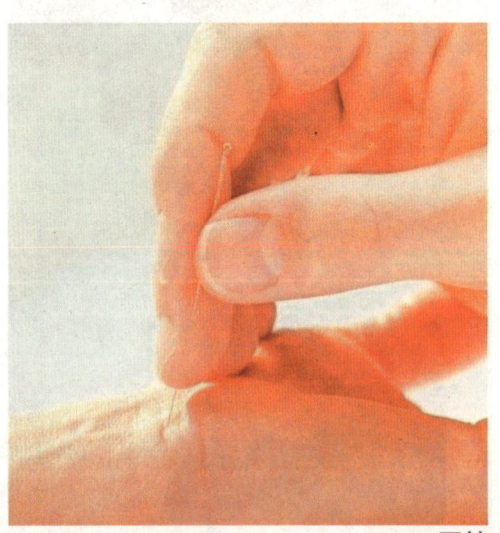

下针

由于艾叶具有易于燃烧、气味芳香、资源丰富、易于加工贮藏等特点，因而后来成了最主要的灸治原料。

"砭而刺之"渐发展为针法，"热而熨之"渐发展为灸法，这就是针灸疗法的前身。

针法起源于我国南方，灸

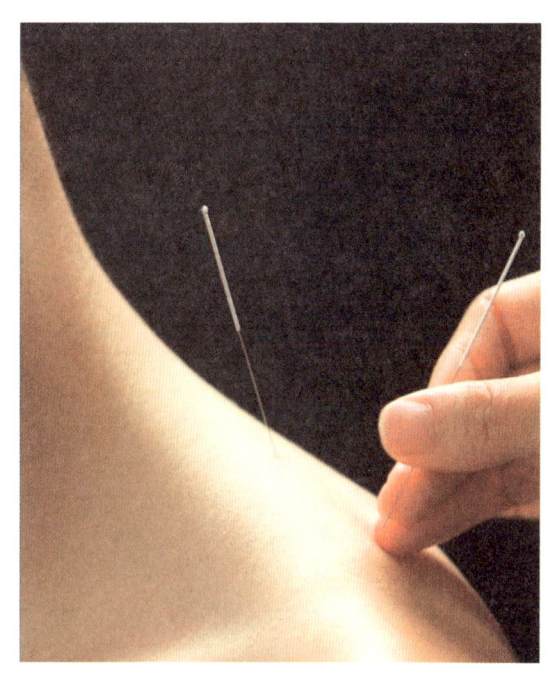

在颈肩下针

法起源于我国北方。

随着自公元前 2600 年开始，对鲁西豫东荒地的大开发，来自四面八方的移民纷纷涌入鲁西豫东地区，使这一地区成为龙山文化时代中国人口最多、密度最大的区域。

众多人口产生了大量医疗服务需求，来自南方的针疗法和来自北方的灸疗法分别被南北移民带入鲁西豫东地区。

鲁西豫东地区古称"东方"，《礼记·王制》记载："东方曰夷"。所以针灸疗法可以被视为我国古代东夷族的文化贡献。

这一点，《黄帝内经》有清楚的记载，其《异法方宜论》篇曰："故砭石者，亦从东方来。"全元起注《素问》曰："东方之人多痈肿聚结，故砭石生于东方。"

伏羲被古今学者公认为东夷族首领，因此针法所用针具被体系化、标准化为"九针"的功劳被归于伏羲。《路史》之《后纪一》引《帝王世纪》："太昊制九针，以拯夭枉。"不过，文献也同时把这功劳归于黄帝。《备急千金要方》序言："黄帝受命，创制九针。"这是因为伏羲和黄帝是同时代人，在位的时间很接近，所以把医疗器材标准化的功劳同时归在这两位帝王名上是说得通的。

据皇甫谧在其史学著作《帝王世纪》中的记载，伏羲之都是今淮阳，而黄帝曾都于曲阜，这两个都城都在鲁西豫东地区。

查《三皇五帝年表》，伏羲在位时间是公元前 2400 年至公元前 2370 年，黄帝在位时间是公元前 2337 年至公元前 2307 年。所以，中国针灸疗法和针具系列正式形成的时间在公元前 2400 年至公元前

2300年这一百年间,地点在鲁西豫东地区。

火针治病原理

火针是从古代"九针"中的大针衍化而来的。

火针疗法的治病机理在于借"火"之力刺激穴位或局部,具有温经散寒、祛风化湿、活血通络、扶正祛邪及以热引热、行气散毒的作用。

火针既有针的机械刺激,又有火的温热刺激,对风、寒、湿、痹等具有独到的治疗作用。

火针疗法通过加热的针体,经腧穴将火热直接导入人体,激发经气,鼓舞血气运行,温壮脏腑阳气。火针借火热之力,达到温通经络的作用,使气血畅通,通则不痛。

开门祛邪,即通过灼烙人体腧穴而开启经脉脉络之外门,给外邪出路。痹证日久,必然在体内产生一些诸如瘀血、水湿等致病性病理产物,一旦形成,就会停滞于局部经脉、关节,火针治疗可达

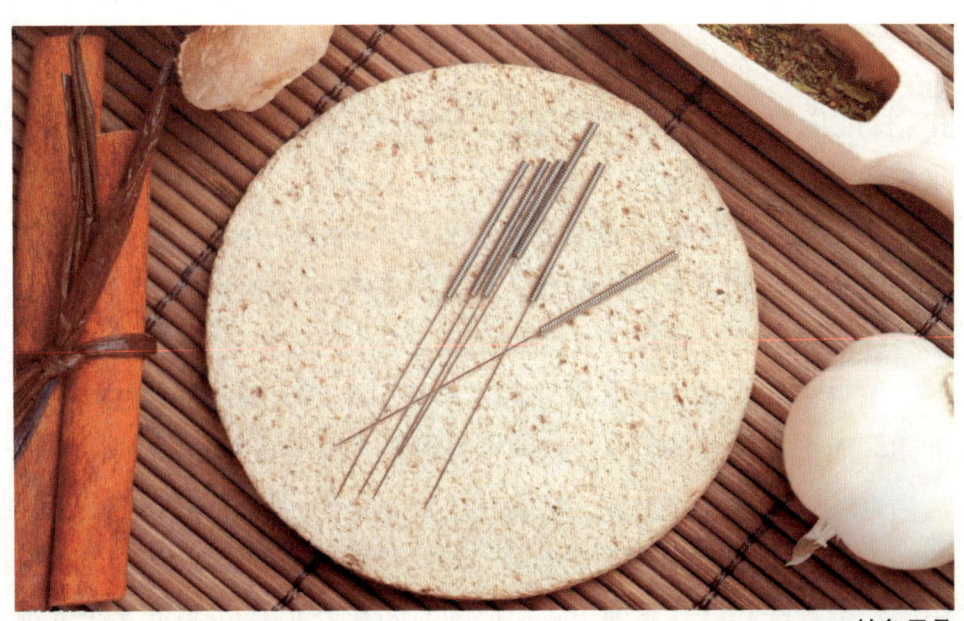

针灸用具

到事半功倍之效。

针借助火力强开外门,将邪引出体外,火针不仅对于风寒湿引起的痹证和寒证有效,同时对热症也卓有成效。

热证由于局部血气塑滞,火郁而毒生,往往出现红肿热痛等多种表现。使用火针,借火力强开其门,引动火热毒邪直接外泄,从而使热清毒解,同时可以使血管扩张,血流加速,腠理宣通。

现在临床研究认为以火针直接刺激病灶及反射点,能迅速消除或改善局部组织水肿、充血、渗出、粘连、钙化、挛缩、缺血等病理变化,从而加快循环,旺盛代谢,使受损组织和神经重新修复。

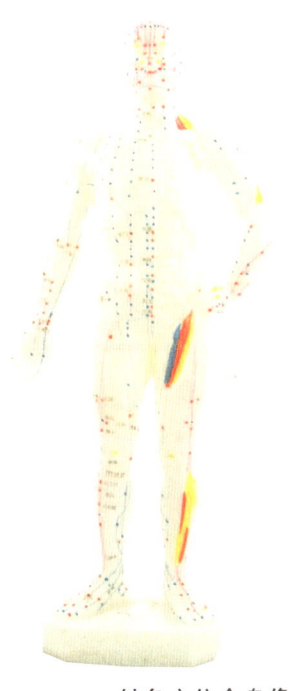

针灸穴位全身像

火针携高温直达病所,针体周围微小范围内病变组织被灼至炭化,粘连板滞的组织得到疏通松解,局部血流循环状态随之改善。

针灸中的灸法

灸法是我国传统针灸医学的一个主要部分。从总体上看,灸疗法和针刺法一样都通过刺激腧穴或特定部位激发经络、神经、体液的功能,调整机体各组织、系统的失衡状态,从而达到防病治病的目的。

但是,灸疗法又有着自己较为独特的作用特点。和针刺法不同,灸疗法是通过温热、寒冷及其他非机械刺激的作用,来进行扶正劫邪,平衡阴阳,防治疾病,康复保健。《备急千金要方》提到以灸疗预防"瘴疠温疟毒气"。

《扁鹊心法》指出:"人于无病时,常灸关元、气海、命门、中脘,

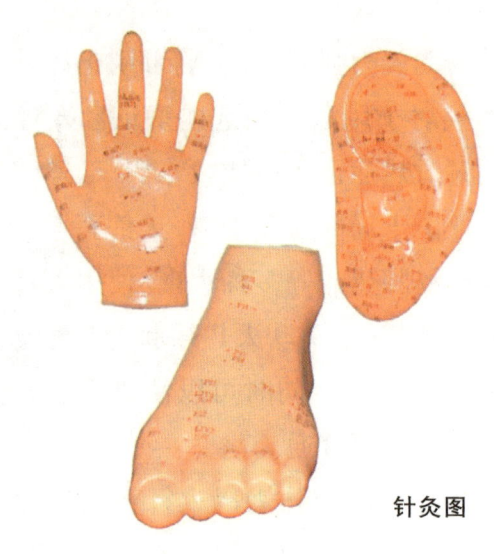

针灸图

虽未得长生，亦可保百余年寿矣"。如今，灸疗法不仅已被大量的临床所证实，而且得以进一步发扬。同时，对灸疗法作用机理也进行了较为广泛和系统的探讨。

温经散寒：人体的正常生命活动有赖于气血的作用，气行则血行，气止则血止，血气在经脉中流行，完全是由于"气"的推送，如"寒则气收，热则气疾"等，都可影响血气的流行，变生百病。而气温则血滑，气寒则血涩，也就是说，气血的运行有遇温则散，遇寒则凝的特点。

所以朱丹溪说："血见热则行，见寒则凝"。因此，凡是一切气血凝涩，没有热象的疾病，都可用温气的方法来进行治疗。

《灵枢·刺节真邪》篇中说："脉中之血，凝而留止，弗之火调，弗能取之。"《灵枢·禁服》亦云："陷下者，脉血结于中，血寒，故宜灸之"。

灸法正是应用其温热刺激，起到温经通痹的作用。

通过热灸对经络穴位的温热性刺激，可以温经散寒，加强机体气血运行，达到临床治疗目的。所以灸法可用于血寒运行不畅，留滞凝涩引起的痹证、腹泻等疾病，效果甚为显著。

行气通络：经络分布于人体各部，内联脏腑，外布体表肌肉、骨骼等组织。正常的机体，气血在经络中周流不息，循序运行，如果由于风、寒、暑、湿、燥、火等外因的侵袭，人体或局部气血凝滞，经络受阻，即可出现肿胀疼痛等症状和一系列功能障碍。此时，灸治一定的穴位，可以起到调和气血、疏通经络、平衡机能的作用，临床上可用于疮疡疖肿、冻伤、癃闭、不孕症、扭挫伤等，尤以外科、伤科应用较多。

扶阳固脱：人生赖阳气为根本，得其所则人寿，失其所则人夭，故阳病则阴盛，阴盛则为寒、为厥，或元气虚陷，脉微欲脱，当此之时，正如《素问·厥论》所云："阳气衰于下，则为寒厥"。

阳气衰微则阴气独盛，阳气不通于手足，则手足逆冷。凡大病危疾，阳气衰微，阴阳离决等症，用大炷重灸，能祛除阴寒，回阳救脱。此为其他穴位刺激疗法所不及。

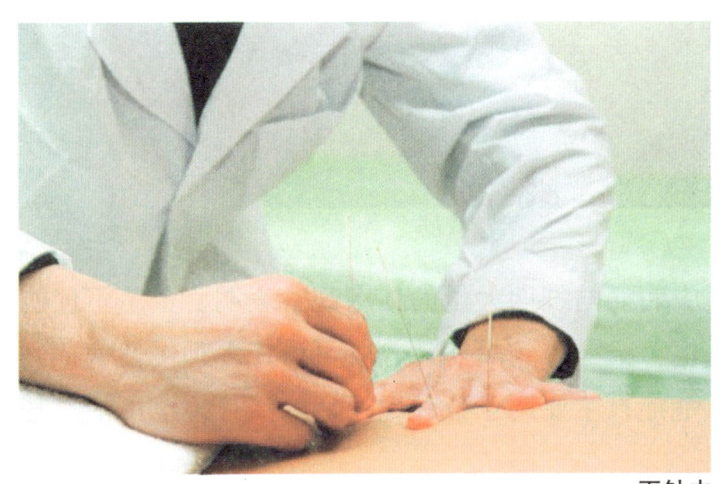

下针中

《伤寒论》指出："少阴病，吐利，手足逆冷……脉不至者，灸少阴七壮"。

"下利，手足厥冷，烦躁，灸厥阴，无脉者，灸之"。

说明凡出现呕吐、下利、手足厥冷、脉弱等阳气虚脱的重危患者，如用大艾炷重灸关元、神阙等穴，由于艾叶有纯阳的性质，再加上火本属阳，两阳相得，往往可以起到扶阳固脱、回阳救逆、挽救垂危之疾的作用，在临床上常用于中风脱症、急性腹痛吐泻、痢疾等急症的急救。

升阳举陷：由于阳气虚弱不固等原因可致上虚下实，气虚下陷，出现脱肛、阴挺、久泄久痢、崩漏、滑胎等，《灵枢·经脉》篇云："陷下则灸之"，故气虚下陷，脏器下垂之症多用灸疗。

《灵枢·官能》说："针所不为，灸之所宜"。一方面表明灸法有特殊疗效，针刺灸法各有所长，灸法有自己的适应范围；另一方面，灸法还可补针药之不足，凡针药无效时，改用灸法往往能收到较为满意的效果。

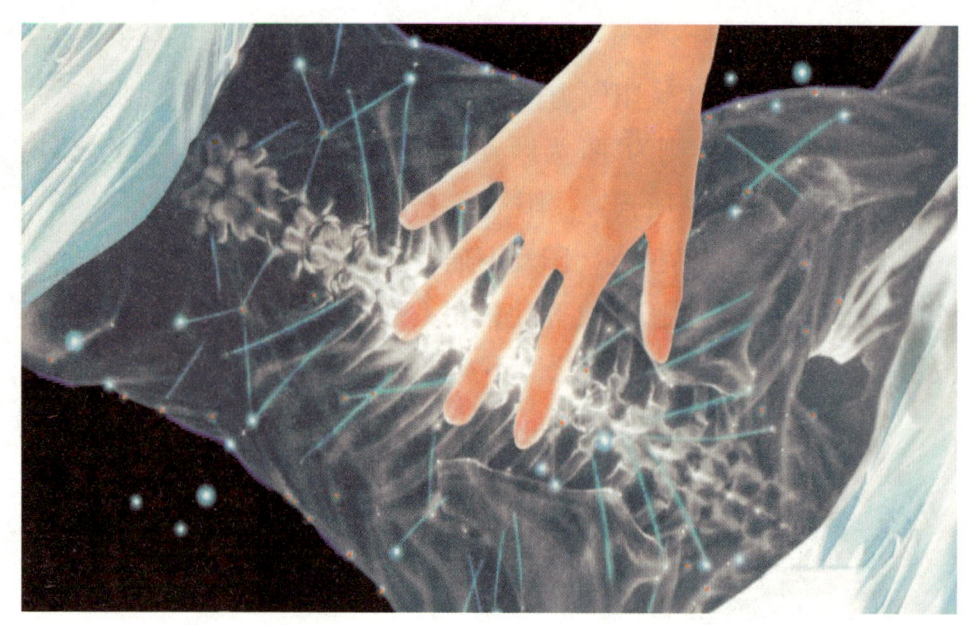

针灸透视图

古人对灸法适应病症的长期大量的临床观察表明，灸法不仅能治疗体表的病证，也可治疗脏腑的病症；既可治疗多种慢性病证，又能救治一些急重危症；主要用于各种虚寒证的治疗，也可治疗某些实热证。

其应用范围，涉及临床各科，大致包括外感表证、咳嗽痰喘、咯血衄血、脾胃虚证、气滞积聚、风寒湿痹、上盛下虚、厥逆脱证、妇儿诸疾、顽癣疮疡、瘰疬肿毒等。

对此，历代医著多有载述。例如：《黄帝内经》提到灸治癫狂、痈疽；《诸病源候论》也有灸治中风及各类心痛急症的记载；《备急千金要方》《外台秘要》尤倡灸疗治疗急难诸症；《太平圣惠方》最早记载灸治小儿急症，达47种之多。《备急灸法》详述了22种急症的灸治方法，为灸治急症的专书；《针灸资生经》创天灸截疟。《外科正宗》力倡灸治疡科急症；《神灸经纶》对伤寒发热、白虎历节风、癫狂、中暑、肠痈、乳痈、青盲、喉痹等诸多病证均施以灸法。

值得一书的是，古人在灸疗保健方面也积累了丰富的经验。我国保健灸在唐代开始得到重视，当时主要从防病角度出发。

例如，《千金翼方》云："一切病皆灸三里三壮。"而《外台秘要》

进一步指出:"凡人年三十以上,若不灸足三里,令人气上眼暗。"这里实际上已涉及灸疗的健身强体作用了。

到宋代灸疗保健作用已被充分认识,如《针灸资生经》提及:"气海者,元气之海也,人以元气为本,元气不伤,虽疾不害,一伤元气,无疾而死矣。宜频灸此穴,以壮元阳,若必待疾作而后灸,恐失之晚也。"

除气海穴外,不少医著还总结了其他的一些穴位。

张杲的《医说》强调,"若要安,三里莫要干"。释为化脓灸后,灸疮未愈之前即为不干。意指反复灸足三里,可起到保健作用。

《扁鹊心书》提到了保健灸的某些操作之法,如"人至三十,可三年一灸脐下三百壮;五十,可二年一灸脐下三百壮;六十可一年一灸脐下三百壮。"

该书同时载述了一些实例:"王超者……年至九十神采腴润……每夏秋之交,即灼关元千炷,久久不畏寒暑,累日不饥。至今脐下一块如火之暖。"

《针灸资生经》也载有:"旧传有人年老而颜如童子者,盖每岁以鼠粪灸脐中一壮故也。"

最具借鉴意义的是某些宋代医家的自身体验,王执中在《针灸资生经》中提到:"予旧多病,常苦气短,医者教灸气海,气遂不促,自是每岁须一二次灸之。"

窦材也深有感触:"余五十时,常灸关元五百壮,即服保命丹、延寿丹。渐至身体轻健,羡进饮食。

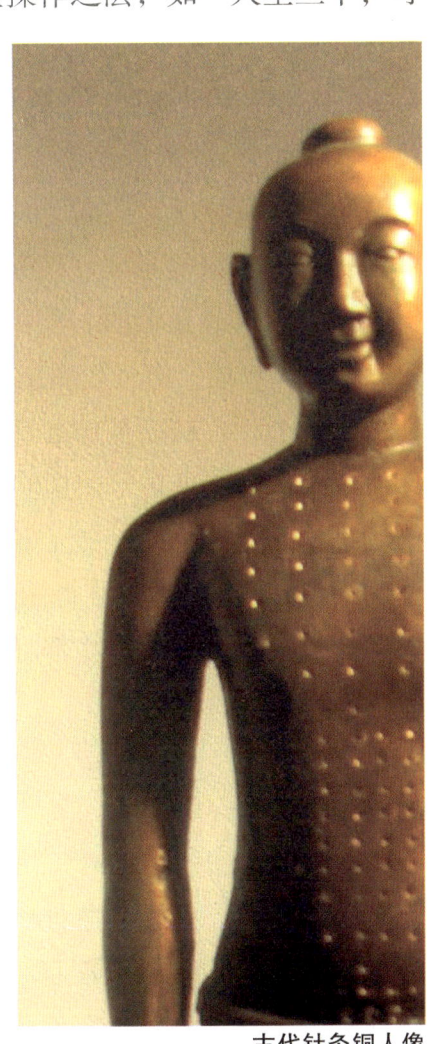

古代针灸铜人像

第四章 针灸是中国医学上的宝贵遗产

六十三时，因忧怒，忽见死脉于左手寸部，十九动而一止乃灸关元、命门各五百壮，五十日后死脉不复见矣。每年常如此灸，遂得老年康健。"

明清医家有保健灸上虽无较大发展，但也有所继承，如明代张景岳在《类经图翼》卷八载："在神阙行隔盐灸，若灸至三五百壮，不唯愈疾，亦且延年。"

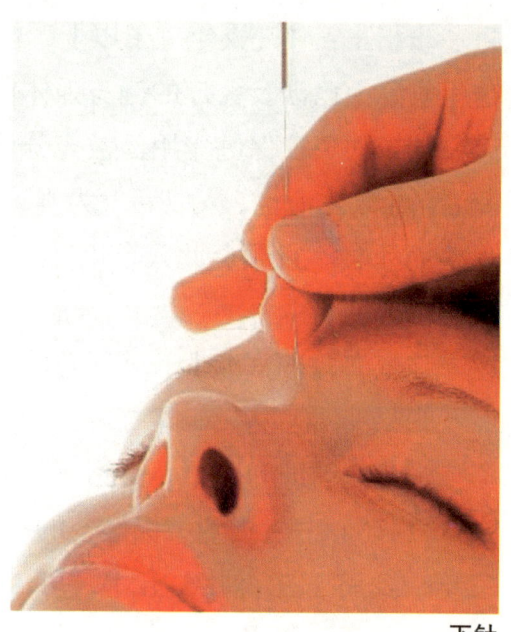

下针

《玉龙经》亦载有："膏肓二穴治病强，此穴原来难度量，斯穴禁针多着艾，二十一壮亦无妨。"

著名针灸家承淡安曾介绍一种叫"仙传寿灸疗"的保健灸疗，具体操作为：取涌泉穴，"每月初一日起灸到初七日止，每日卯时灸到辰时。每逢艾灸时，艾团如小莲子大，如痛则除之。姜片用与不用，随人自便，均至知痛止而已。每逢初一日，每足灸二十六壮，初二日灸七壮，初三至初七日均同初二日之法行之。"

古人认为艾灸对寒热虚实诸证都可应用，但无论用于何种疾病，医者都必须详察病情，细心诊断，根据患者的年龄和体质，选择合适的穴位和施灸方法，掌握运用适当的补泻手法和灸量，该灸则灸，以适合病症为原则。这些都可供临床借鉴。

针灸现代治疗病症

内科病症：感冒、急性细菌性痢疾、细菌性食物中毒、流行性腹泻、慢性支气管炎、支气管扩张症、肝硬化、支气管哮喘、呃逆、慢性胃炎、胃下垂、风湿性关节炎、冠心病、高血压病、流行性出血热、白细胞减少症、血小板减少性紫癜、血栓闭塞性脉管炎、肥胖病、甲状腺功能亢进症、慢性乙型病毒性肝炎、慢性溃疡性结肠炎、糖尿病、类风湿性关节炎、艾滋病、硬皮病、中风、遗传性共济失调、急性脊髓炎、周围性面神经麻痹、面肌痉挛、雷诺病、红斑性肢痛、股外侧皮神经炎、肌萎缩性侧索硬化征、不宁腿综合征、精神分裂症、癫痫、慢性肾炎、肾下垂、阳痿、功能性射精不能症、精液异常症、恶性肿瘤、放射反应等。

外科病症：急性炎症、疖、指感染、急性淋巴管炎、颈椎病、骨折、切性腰扭伤、急性乳腺炎、褥疮、狭窄性腱鞘炎、肱骨外上髁炎、骨关节炎、慢性前列腺炎、骨结核、血栓性浅静脉炎、腹股沟斜疝、痔、直肠脱垂、输血输液反应、乳腺增生病、前列腺肥大症等。

皮肤病症：带状疱疹、白癜风、斑秃、银屑病、冻疮、神经性皮炎、寻常疣、黄褐斑、腋臭、鸡眼等。

妇产科病症：子宫脱垂、习惯性流产、外阴白色病变、胎位不正、功能性子宫出血、痛经、慢性盆腔炎等。

儿科病症：脑积水、流行性腮腺炎、婴幼儿腹泻、小儿厌食症、小儿遗尿症等。

五官科病症：近视眼、睑腺炎、单纯性慢性青光眼、老年性白内障、过敏性鼻炎、萎缩性鼻炎、急性扁桃体炎、急性化脓性中耳炎、内耳眩晕症、颞下颌关节紊乱症、复发性口疮等。

保健：戒烟、抗衰老、抗疲劳等。

针刺是一种治疗手段，不能用它来做保健。能为百姓人家所用，起到养生保健作用的还是灸法。

足三里是个强身健体的大穴，此穴多气多血，主人后天之气。学医的时候，听老一辈的人讲过一个长寿灸法。

相传，日本德川幕府时代的江户，有一个习俗，每建成一座新桥都要邀请当地年龄最高的长者第一个踏桥渡河。有一年一座桥建成之后，邀请到一位174岁高龄的老人"初渡"。

在举行"初渡"的仪式上，主持仪式的将军问这位老人有什么长寿之术。老人回答道:"这事不难,我家祖传一个方法,每个月的月初,连续八天用艾灸足三里穴,坚持不断,就能长寿了。我现在174岁,妻子173岁,儿孙皆已过百岁。"那位将军听了不胜感慨。灸足三里能长寿也随之广为人知,后来形成日本的一个习俗。其实日本人灸足三里保健的方法来自中国,早在隋唐朝时期的医学著作里就有灸足三里治病养生的记载。

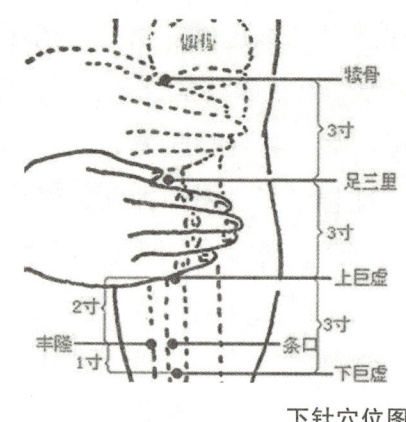

下针穴位图

《针灸大成》载有"若要身体安,三里常不干"的谚语,指的是化脓灸,又称为"灸花、灸疮",用艾条灸灼足三里穴时,灸到该处皮肤起水疱,产生无菌性的化脓,结痂,可以把脾胃的寒湿祛除,强壮脾胃,使后天生化有源。

足三里具有和鸡肉类似的作用,是人体的保健要穴,同样可以用于补肾益精、补益脾胃、补血养阴等。对食管癌患者做实验观察,结果发现针刺足三里穴,可见食道蠕动增强,管腔增宽,痉挛解除。针刺胃病患者的足三里,其胃电图的表示为双向调整作用。在针刺影响胃机能的机制探讨中,发现与胃泌素有一定关系。针刺足三里时萎缩性胃窦炎患者于针后30~60分钟血清胃泌素出现高峰反应,萎缩性胃窦炎组为空腹对照组的1.65倍。针刺足三里还有调节机体免疫力、增强抗病能力的作用。

俗话说:"若要安,三里常不干"这句话的字面意思是如果想要身体安康,就要使足三里

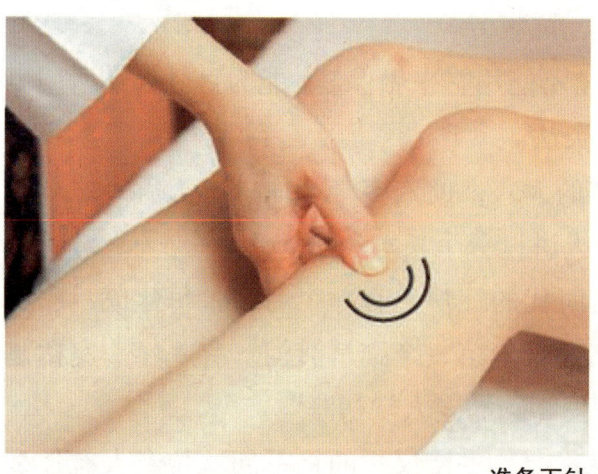

准备下针

常常保持湿润的状态。那么，如何保持这种"不干"的状态呢？古人常常采用"化脓灸"，那就是每天灸足三里穴一次，灸时采用艾条，一次约15分钟或更长时间。穴位处出现小水泡后停止艾灸，并保持局部皮肤清洁，待水泡自行吸收。

古人认为这样做相当于每天进补一只老母鸡的效果。而且在当时物质文明尚不发达的条件下，这种保健方法是很经济也很方便的。因此，这种方法很快就在民间流行开来。现今仍有很多人喜欢经常灸足三里或进行针灸并用以进行保健，需要注意的是，在应用化脓灸时应严格消毒，以防止感染。

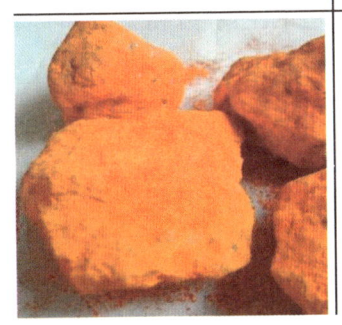

迷你知识卡

雄 黄

雄黄是一种含硫和砷的矿石，质软，性脆，通常为粒状，紧密状块，或者粉末，条痕呈浅橘红色。加热到一定温度后在空气中可以被氧化为剧毒成分三氧化二砷，即砒霜。

第五章
针灸是中国特有的治疗疾病手段

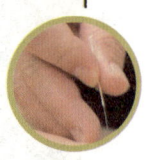

艾灸疗法简单操作

用纸将艾绒卷成艾卷,点燃后在穴位上熏烤,以达到通经络、驱风寒之功效。操作方法是根据病情,选择治疗穴位,将艾卷点燃,在距穴位皮肤1.5～3厘米回转移动,熏烤,以病人感觉局部有温热感为度。

每穴灸5～15分钟。为提高疗效可根据不同情况垫上姜片、蒜片、盐面灸。一般腹泻、腹痛、呕吐病可隔姜片灸;虚痨可隔蒜片灸;急性吐泻或虚脱肢冷者可隔盐面灸。

实施艾灸时,要避免烫伤,万一出现烫伤起水泡,可将水泡的根部用酒精消毒,用消毒针将水泡水放出,涂点药水即可。

灯火灸疗法又叫"灯火爆法、灯草、神

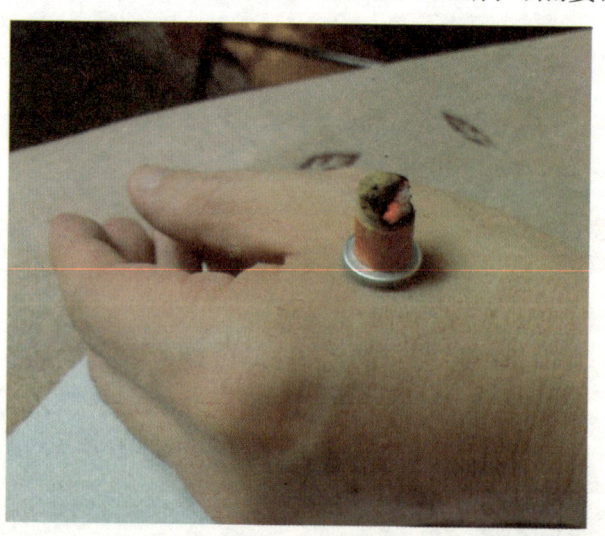

指上艾灸

灯照、爆灯火疗法",古代称"神火法",是散在民间沿用已久的一种简便灸法,属于中国医学火灸法之一。

灯火灸法是用灯芯草或纸绳等代品,蘸香油燃着灸灼病变部位或经穴治疗疾病的一种方法。本疗法操作容易,治病效验,对急性腮腺炎往往1~2次就能治愈,所以此法很受欢迎。

火针疗法是用特制的不锈钢针,用火烧红针尖迅速刺入穴内,给人以一定的刺激来达到温经散寒、活血化瘀、软坚散结、清热解毒、升阳举陷、扶正祛邪以防治疾病的一种疗法。

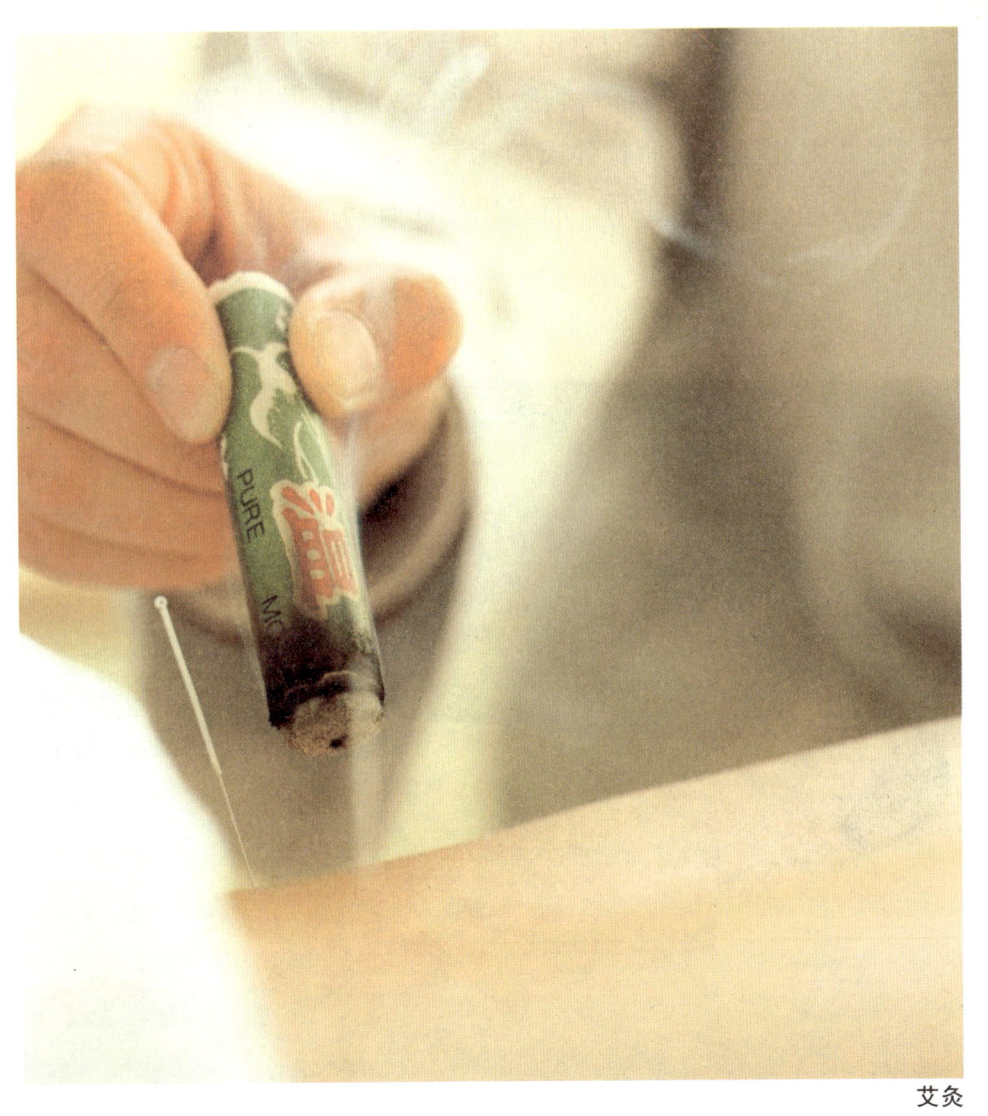

艾灸

第五章 针灸是中国特有的治疗疾病手段

火针疗法是祖国医学针灸疗法的一种,是我国使用最早、应用最广的一种疗法,也是目前在中医临床中使用较多、应用较广的疗法之一。

针灸是我国古代医学的一个重要组成部分。

针砭还被用于孕妇难产。史载,唐太宗皇后长孙氏怀孕,到了第十个月该分娩时却数日没能分娩。

于是召宫中医博士李洞玄调治,李洞玄通过号脉,指出难产原因是胎儿以手执母心,遇到这种情况,其结果只能是留子母不全,母全子必死,唯一的方法是施用针砭。

最后根据长孙皇后的意愿,决定留子,于是李洞玄隔腹针砭,石针穿过长孙皇后的腹部直刺胎儿手心,胎儿手痛才撒手。

胎儿因此诞生,而长孙氏却死了,这个胎儿就是后来的唐高宗李治。据说:高宗出生后,有人仍然能看到他手上针砭的瘢痕,由此可知针砭使用之效了。

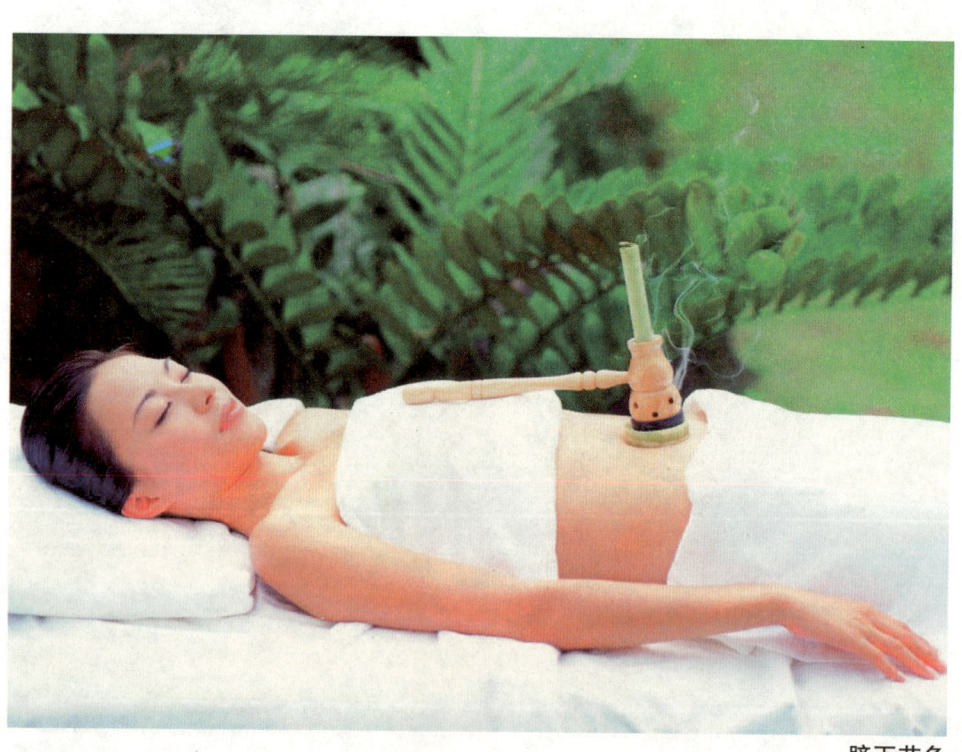

脐下艾灸

中医耳针的治疗作用

中医耳针是通过对耳郭特定区域,即耳穴的观察或检测和刺激达到诊治疾病的一种方法。在针灸医学的各种刺灸方法中,耳针是较为独特的疗法。

中医耳针可以治疗的疾病都有哪些?古方中医介绍耳针法有自己的刺激区,尽管集中在小小的耳郭上,但耳穴数量之多,仅次于体穴。特别是它还具有诊断、预防、治疗、保健四位一体的优点。

它对各种疼痛性疾病,如对头痛、偏头痛、三叉神经痛、肋间神经痛、带状疱疹、坐骨神经痛等神经性疼痛;扭伤、挫伤、落枕等外伤性疼痛;五官、颅脑、胸腹、四肢各种外科手术后所产生的伤口痛;麻醉后的头痛、腰痛等手术后遗痛,均有较好的止痛作用。

它对各种炎症性病症,如急性结膜炎、中耳炎、牙周炎、咽喉炎、扁桃体炎、腮腺炎、气管炎、肠炎、盆腔炎、风湿性关节炎、面神经炎、末梢神经炎等,也有一定的消炎止痛功效。

中医耳针对一些功能紊乱性病症,如眩晕症、心律不齐、高血压、多汗症、肠功能紊乱、月经不调、遗尿、神经衰弱、癔症等,具有良性调整作用,可促进病症的缓解和痊愈。

中医耳针对过敏与变态反应性病症,如过敏性鼻炎、哮喘、过敏性结肠炎、荨麻疹等,能消炎、脱敏、改善免疫功能。内分泌代谢性病症,如对单纯性甲状腺肿、甲状腺功能亢进、经绝期综合征等,有改善症状的辅助治疗作用。它对一部分传染病症,如菌痢、疟疾、青年扁平疣等,可恢复和提高机体的免疫力,促进疾病的治愈。

中医耳针对各种慢性病症如腰腿痛、肩周炎、消化不良、肢体麻木等,有改善症状、减轻痛苦的作用。

古方中医提醒:耳针除对上述病症治愈有辅助作用外,还可用于针刺麻醉,即耳针麻醉,也可用于妇产科方面,如催产、催乳等,也能用于预防感冒、晕车、晕船,以及预防和处理输血、输液反应,还可用于戒烟、减肥,国外还用于戒毒。

艾灸尤其适合女性养生

艾灸是一种使用燃烧后的艾条悬灸人体穴位的中医疗法，起源于远古时代，是我国古代治疗疾病的主要手段。用中医的话说，艾灸具有温阳补气、温经通络、消瘀散结、补中益气的作用。

通常认为针和灸是同一种疗法，其实并不是这样。虽然它们都是建立在人体经络穴位的认识之上，但针疗产生的只是物理作用，而艾灸是药物和物理的复合作用。而且两者治疗的范围也不一样，所谓"针所不为，灸之所宜"，指的就是其中的区别。

几千年来，艾灸的疗效，特别在寒证上有很好的验证，如《素问·异法方宜论》曰："北方者……风寒冰冽，其民乐野处而乳食，藏寒生满病，其治宜灸焫"。

为什么说艾灸更适合女性养生呢？因为在中医理论中，男性属阳，女性属阴，女性多有寒证，以及气血不足、经络不畅等症状，如手脚冰凉、痛经、月经不调、胃痛，这些都是由于寒凉引起的亚健康问题。而艾草是纯阳植物，点燃艾草在人体特定的部位上施以灸治，是补充人体阳气最好的方法。

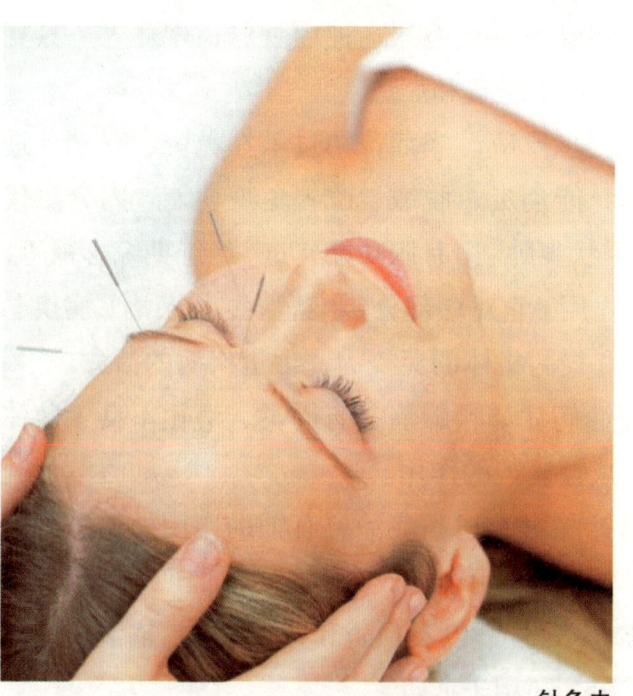

针灸中

古方中医指出：寒性体质的女性，特别是手脚冰凉、宫寒痛经、胃寒等，艾灸都具有显著的疗效。艾灸可以把热力和阳气传到体内，把寒湿驱赶出来，使体质变得平衡，艾灸还可以通过打通穴道，从内部为我们的身体补充阳气，阳气充足了，抵抗力就增加了，就不容易被疾病入侵，身体自然健康。

指针疗法与三伏灸

近年来，随着国家大力支持中医中药文化的发展以来，中医防治过敏性鼻炎在临床实践中取得较大疗效，指针疗法是多种穴位刺激疗法之一，是以手指按压或爪切某些穴位，代替针刺治病的一种治疗方法，具有疏通经络、行气活血、调和脏腑功能、开窍醒神、止痛等作用。

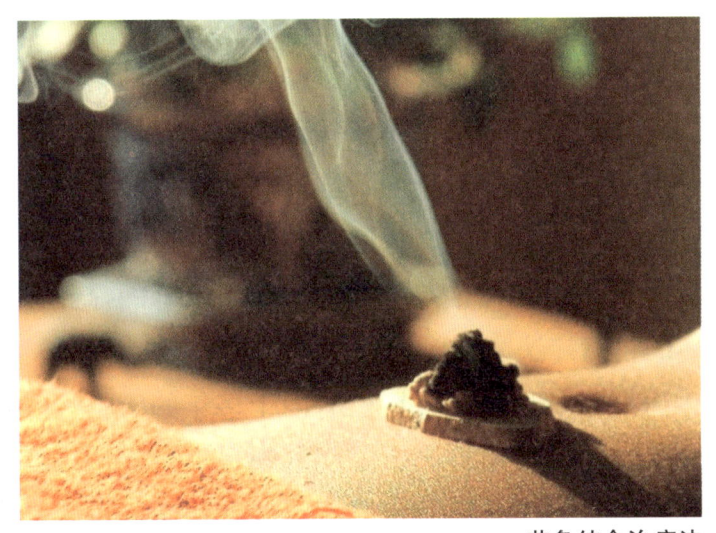
艾灸结合治疗法

指针的基本手法可分为揉、扣、切、捏、点5种。

第一组穴位操作：令病人取仰卧位，医生位于病人之右侧，以右手拇指桡侧缘，预先敷以脱脂棉，防止切伤病人皮肤，切按选定的穴位。切按时，拇指伸直，其他手指自然弯曲呈半握拳状，逐渐向下用力，使局部产生酸、胀等得气感。

第二组穴位操作：用双手拇指指腹或偏锋上敷脱脂棉，切按在选定的穴位上，缓缓用力切按，使病人得气，产生酸胀感。上述每个穴位，均需切按5分钟。每日1次，10次为一疗程，停治一月，再巩固治疗5次。以上方法在临床治疗过敏性鼻炎患者中，临床总有效率高达95%以上。在应用指针时，要注意手法，其一般要求是

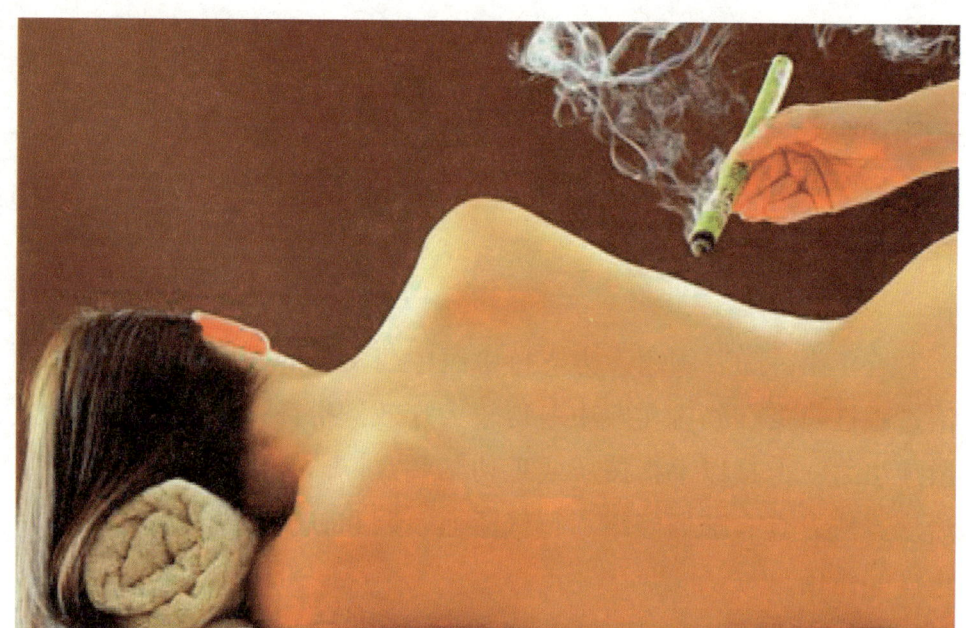

艾灸

用一手拇指偏锋切穴位,先轻切,逐渐加压,操作中适当加指颤动作,最后逐渐减压结束治疗。切按前,要修剪指甲,以防切伤皮肤。本法较为简便,在经过中医师的指导下,非常适于家庭防治。

三伏灸是中国医学的瑰宝,此时人体腠理疏松,气血畅通,药性易于深达脏腑,三伏灸乘其势而治疗,往往可获得良好的疗效,充分体现了天人合一的自然疗法。

三伏灸在古方中医疑难病研究所开展已有四十多年的历史,每年来该院接受三伏灸疗法的患者有许多,临床发现,不少咳喘患者除了进行规范的内科治疗,在三伏天到医院贴了"三伏贴"以后,冬天哮喘发作的次数减少了,症状减轻了,病情较轻的患者甚至有的就没再发作。

不少西医儿科医师也从临床发现,很多免疫力低下、冬天容易感冒俗称"易感儿"的孩子,自从贴了"三伏贴",冬天感冒的次数少了,症状轻了,病程短了,吃点药就容易控制。

除哮喘外,"三伏贴"对咽炎引起的咳嗽及过敏性鼻炎也有很好的疗效,同时三伏灸药饼贴敷治肩周炎、网球肘等寒湿痹证有显著疗效,且不受时间限制。

根据病情辨证选经、取穴

取阿是穴"病在上先取下，病在下先取上"。

意思是说：病在人体的上部，首先要取人体下部有关的穴位，如病在下部要先取上部的穴位。例如：头痛可掐小趾端的至阴穴；喉痛可点足下照海穴或拇趾少商穴；高血压病可揉足下涌泉穴；遗尿症可按头顶百会穴和鼻下人中穴等。

"病在左先取右，病在右先取左"。同理，如左侧牙痛时，可先按揉右侧的合谷穴，右侧牙痛时可先按揉左侧的合谷穴；右侧肘痛时可先在左肘部用刺放血法；左踝关节扭伤，可在右手后溪穴，用髎刺放血法。

"病在前先治后，病在后先治前"。例如，腹部气痛时，可点按掐揪腰椎2～3节之间的命门穴，腰部伤痛，可在腹部用抓提肚皮法。

循经取穴，病症是属于哪一经的，可在此经络循行路线上点按主要穴位。

例如：消化不良等胃病，可按揉胃经的足三里穴；偏头痛症属于少阳经症候，可按揉耳上方足少阳胆经的率谷穴，余症依此领会。

同名经取穴，就是说手三阳、三阴经和足三阳、三阴经可在同名经中互相取穴，如肩臂痛或肩周炎，出现上肢抬举困难的症状，本是手阳明经的症候，但是可按揉足阳明经的条口穴，其效显著。

针灸首先要定穴取穴。准确取穴要求病人有一定的体位，如正坐、侧卧、伸掌、握拳等；常用的取穴方法，一种是根据人体的自然标志来取穴，如两耳尖直上头顶取百会；一种是以病人一个手指或几个手指某部分的宽度为标准来取穴；还有一种是把人体各部分的距离，规定为一定的寸，以骨度来取穴。

只有确认标志，量好骨度分寸，注意本穴与上下、左右邻近穴的关系，才能达到准确取穴的目的。

针刺过程中，万一出现异常情况，要及时妥善处理。常见的异常情况有以下几种：

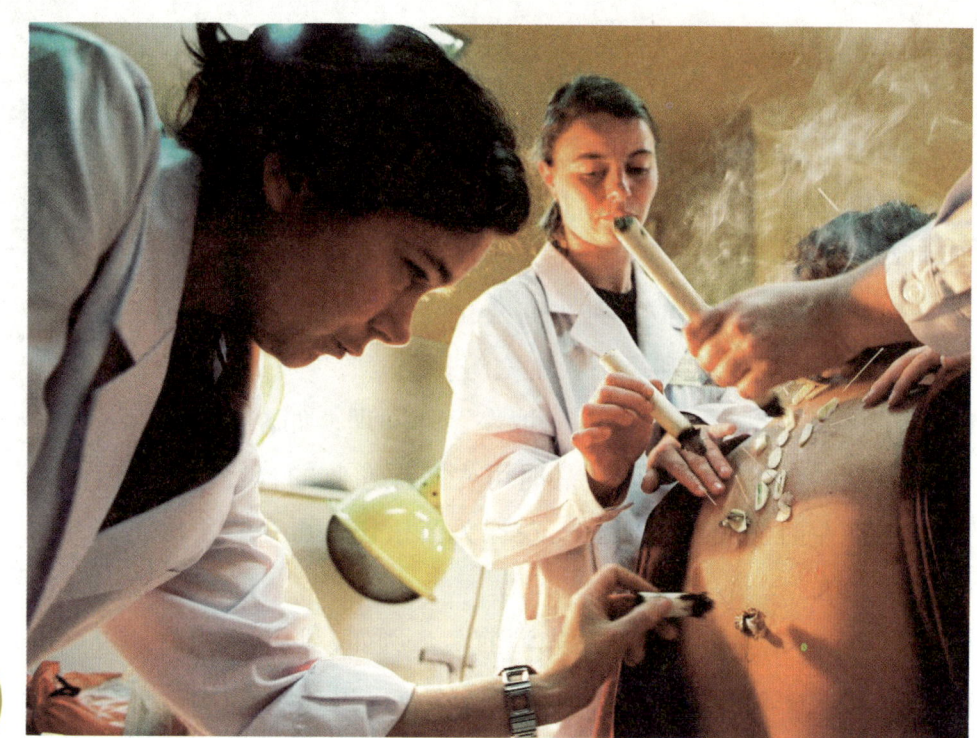

艾灸

滞针：针刺进皮后，有时遇到捻转、提插发生困难，甚至不能将针退出者，称为"滞针"。

大多因受术者紧张而引起肌肉痉挛，或捻转幅度太大以致肌纤维缠绕针身所致。对精神紧张者应解除其顾虑，放松肌肉，或在附近按摩。若因肌纤维缠绕针身，可反向捻转，待针松动后出针。

晕针：初次接受针刺者往往由于精神过于紧张，或体质虚弱、疲劳、空腹，或针刺手法过强等原因，均易引起晕针。其表现为头晕眼花、面色苍白、心慌气短、多汗肢冷等。

出现晕针现象时，应立即全部出针，平卧，放低头部，喝少量凉开水，休息片刻即可恢复。

刺伤重要脏器：针刺过程中或留针时出现心跳增快、气闷、紫绀等症状，大多是由于刺伤心、肺、肾、髓等重要脏器而引起，应立即送医院抢救。

断针：多因针身锈损剥蚀，或捻转手法太强，或滞针、弯针后处理不当，致使针身折断，残断留在体内。此时要沉着、冷静，用左手固定穴位周围皮肤，不要移动体位，如断端露于皮外的，可用手或镊子拔出，如断针深不可见，应手术取出。

弯针：进针时指力不匀，用力过猛，或进针后因强烈针感使针刺部位的肌肉急剧收缩，或留针时变动体位，均可使针身弯曲。遇到弯针，宜将针顺势拔出，如因体位变动所造成，应先恢复原来体位，然后出针。

火针术与隔药灸

火针法是用特制的不锈钢粗针烧红后，迅速刺入穴位以治疗疾病的一种方法。火针法又称"粹刺、燔刺"，其操作简便，疼痛较小，治愈率高，且没有炎症反应，术后不留疤痕，值得推广运用。在美容方面主要用于雀斑、色素痣、疣等损美性疾病。

火针一般用较粗的不锈钢针，如圆利针或24号3寸的不锈钢毫针。也有应用特制的针具，如弹簧式火针、三头火针、钨合金火针和电火针等。

弹簧式火针进针迅速，易于掌握针刺深度；三头火针多用于雀斑、色素痣、疣的治疗；电火针则易于掌握温度。

火针的操作是在酒精灯上把针尖烧红，烧针的温度根据具体情况灵活掌握，如治疗雀斑，温度不宜过高。

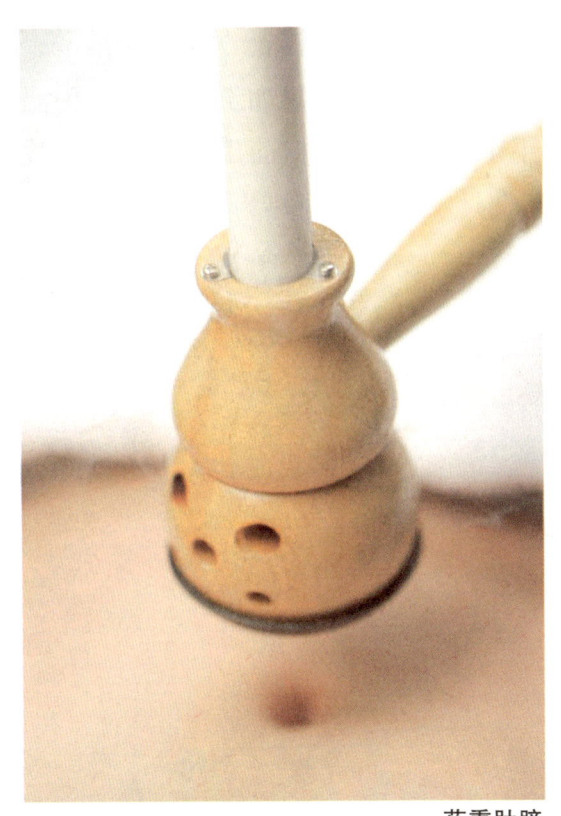

药熏肚脐

雀斑只需用火针在表面搔爬即可,色素病、疣则应烧灼至基底部,但表浅的色素痣,进针不宜过深,否则容易留下疤痕,色素痣大者,可针刺数针,由痣的中心向边缘刺。

一般每烧一次刺一针。刺后病区缩小或呈焦痂样,小的不需处理,大的用消毒纱块覆盖,防感染。

头面部用火针应注意不可刺得过深,以免留下疤痕。

火针刺后,局部呈现红晕或焦痂,避免水,以防感染。火针刺的结痂,应让其自然脱落,不能用手搔抓,以免感染而留下疤痕。

肠易激综合征是一种功能性肠道病,归属于中医学"腹痛""腹泻""郁证"等范畴。病发常伴排便急迫感、排便不尽感及胃痛、胃灼热感、失眠等其他全身症状,易反复发作,迁延难愈,给多数患者造成很大心理负担。

对于反复发作的腹痛腹泻,中医辨证诊疗肠易激综合征具有显著疗效,症状轻者,中医艾灸疗法即可治愈。

隔药灸治疗肠易激综合征处方:艾叶、荜澄茄、吴茱萸、细辛、防风、公丁香、川椒、干姜、香附,将上述药物加工极细末,用温水或香油每次调和 7～8 克,用手捏成饼状,上面用牙签扎眼,放在神阙穴上和你腹痛点上,上置艾炷艾灸,以温热为宜。每天 1～2

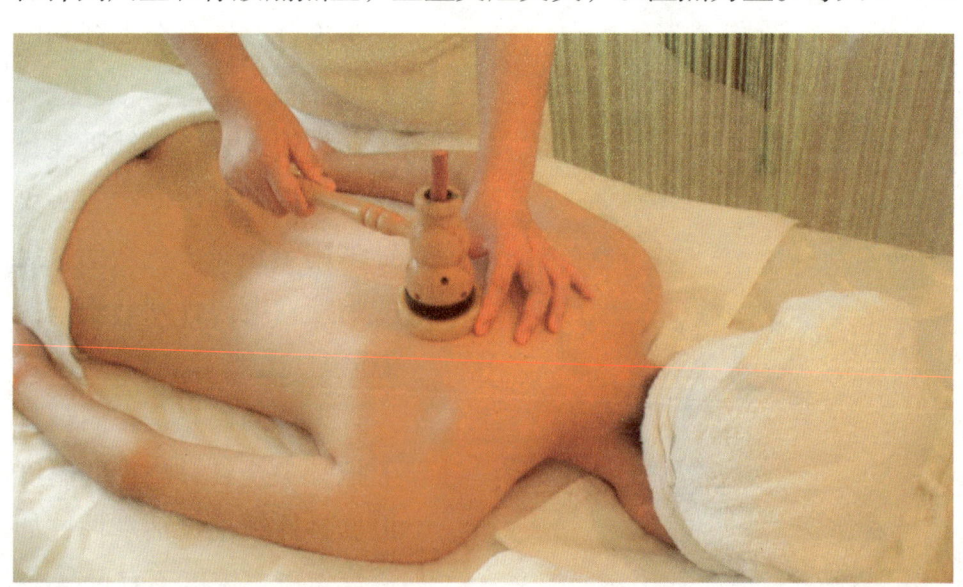

艾灸疗法

次,灸 30 天为一个疗程。

隔药灸是艾灸疗法的一种,源自元代名医罗天益所著《卫生宝鉴》中有名的灸补脾胃法。以温阳健脾药物特制而成的药饼,放置于腹部调理脾胃的要穴上,上燃艾炷,以灸火之热力再加上药物的作用,透达经络,可逐寒湿、振脾阳、调畅气机、温养脾肾、疏调肠腑气血,达到标本兼治之目的。

针灸铜人与灸法

2009 年,"中国非物质文化遗产传统技艺大展"在北京农业展览馆举行。

在中医单元展位前,首先看到的是一尊"针灸铜人"像,这尊铜人是北京御生堂中医药博物馆的珍藏,也是全国唯一一尊宋代针灸铜人。

针灸铜人始于北宋,是当时的翰林医官王惟一所制造,胸背前后两面可以开合,体内雕有脏腑器官,铜人表面镂有穴位。同时以黄蜡封涂铜人外表的孔穴,其内注水。如取穴准确,针入而水流出;取穴不准,针不能刺入。据御生堂中医药博物馆的工作人员介绍,取穴准确即有水流出,就是大家通常所说的"铜人之谜"。

在世界上,大凡学习针灸的,无人不晓针灸铜人。古代针灸大夫上岗,必须通过"针灸铜人"的考验才行,如果扎

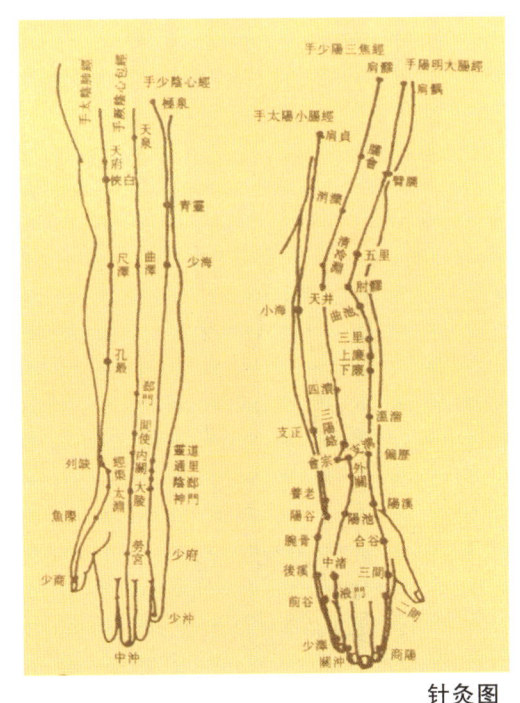

针灸图

对穴位，铜人上会有水银流出。

这种神奇的铜人是如何造成的？古人又是如何学习针灸的？他们要经过什么样的考试才能成为一名合格的针灸大夫呢？历史在改朝换代，这一稀世珍宝又流落何方？

在针道盛行的宋代，针灸大夫凭借自己的经验和自己对针灸医学书籍的理解给病人看病扎针，这时在全国范围内出现了大量的误诊病例。

宋仁宗赵祯接到大臣关于针灸误诊的奏折，非常头疼。最终，宋仁宗意识到只有制定一个新的针灸经穴的国家标准，才能杜绝误诊的发生。

1023年，宋仁宗颁布诏令对针灸医学专著重新进行校对整理。公元1026年，宋代著名的医学家王唯一开始组织校订古代针灸学的著作。

不久，他就完成了新的针灸经穴国家标准——《新铸铜人腧穴针灸图经》。宋仁宗认为光有医书不够，还应该有实验道具，于是下令医官院"创铸铜人为式"。

1027年，两尊针灸铜人铸成了。针灸铜人铸成时正值宋天圣五年，所以这两尊铜人又被称为"宋天圣针灸铜人"。

天圣针灸铜人铸成后，被北宋朝廷视为国宝，周边国家也将天圣针灸铜人视为奇异之物。

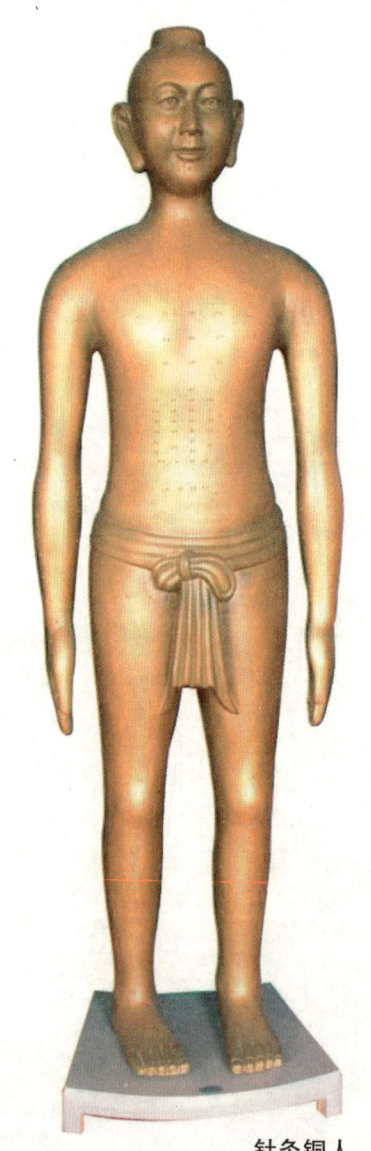

针灸铜人

在晋唐至宋代的一些重要医学著作和针灸书籍中,灸法都被作为重要的内容被载入。晋代葛洪之《肘后备急方》,大量收集了当时及前人治之有效而又简便易行的灸方。全书共109条针灸医方,灸方就占94条之多。除继承《黄帝内经》及《针灸甲乙经》的直接灸疗外,葛洪首创隔物灸疗,包括隔盐灸、隔蒜灸、川椒灸等。且应用蜡灸及以瓦甑代替灸器及烧艾于管中熏灸等。在病证救治上,《肘后备急方》载有卒死、尸厥、卒客忤死、霍乱、中风等28种急症的救治灸方达102首。

晋隋时期医家陈延之,是提倡灸疗的先驱之一,所撰《小品方》是我国古代一本重要方书,对灸疗也多有论述。他指出,"夫针术须师乃行,其灸则凡人便施。为师解经者,针灸随手而行;非师所解文者,但依图详文由可灸;野间无图不解文者,但逐病所在便灸之,皆良法",表明灸疗简便有效易于推广。

从散在于其他医籍的近三十则陈氏灸方中,可以看出,他主张取穴少而精,强调灸前刺去恶血,用灸壮数50～100壮,也有用随年壮。

特别是关于禁灸问题,认为《黄帝内经》禁灸十八处并非绝对,并提出直接灸要"避其面目四肢显露处,以疮瘢为害耳"等,其中不少观点,至今仍然可取。

《孟子·离娄上》也曾记载:"今人欲王者,犹七年之病,求三年之艾也",也是指的艾灸。从中可以推断在春秋战国时代,灸法是颇为盛行的。1973年在中国湖南长沙马王堆发掘了三号汉墓。在出土的

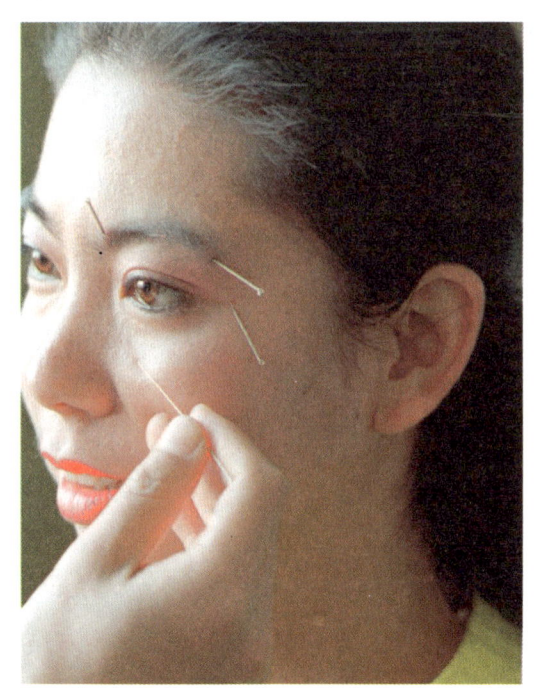

面部针灸

第五章 针灸是中国特有的治疗疾病手段

帛书中，记载了经脉灸法的就有3篇，是发现的《黄帝内经》以前最早的珍贵文献。说明灸法的产生与中国北方人民的生活习惯、条件和发病特点有着密切的关系。

以后历代出现许多针灸方面的著作，如晋代皇甫谧的《针灸甲乙经》、唐代孙思邈的《备急千金要方》都大力提倡针灸并用。历代灸法的专著还有很多，如公元3世纪就有《曹氏灸方》，唐代有《骨蒸病灸方》，宋代有《黄帝明堂灸经》，元代有《痈疽神秘灸经》，清代有《太乙神针》《神灸经纶》等。

针对灸法治病，最初古人多采用直接灸，且艾炷较大，壮数较多，如《太平圣惠方》指出："灸炷虽然数足，得疮发脓坏，所患即差；如不得疮发脓坏，其疾不愈。"《医宗金鉴·刺灸心法要诀》也说："凡灸诸病，火必足气到，始能求愈。"同时古人非常推崇应用化脓灸进行身体保健和预防疾病。

现代灸法则有了长足发展，为了减轻患者接受灸疗的痛苦，多

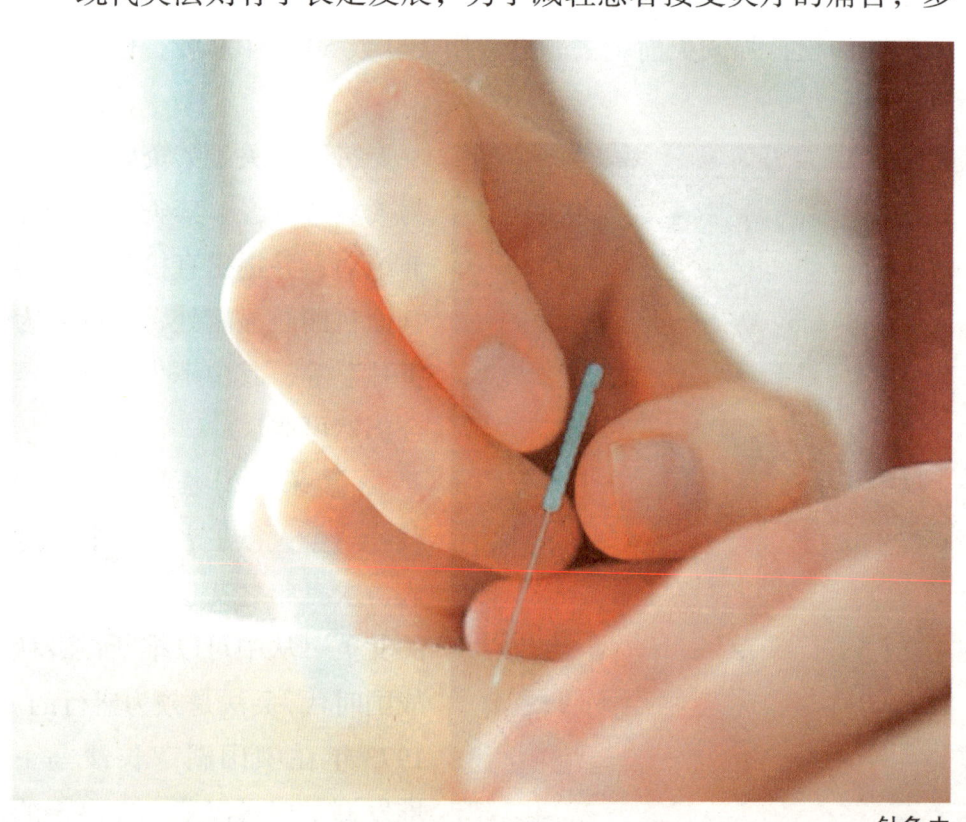

针灸中

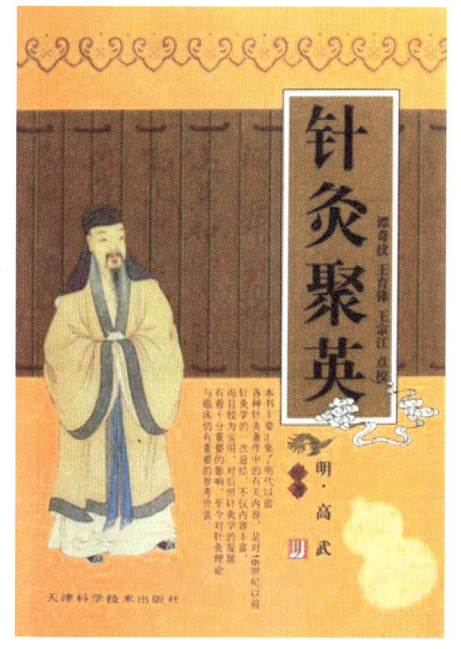

中医古籍丛书

采用小艾炷少壮灸，并衍化出多种灸法，如艾条灸、药条灸、温灸器灸、温针灸、天灸、灯火灸等。根据病情不同，还常采用间接灸法，所隔物品多为姜片、蒜片、食盐、豆豉饼、附子饼等。

灸法对机体免疫、血液循环、神经、内分泌、呼吸、消化、生殖等各系统均有促进和调节作用。在免疫系统方面，艾灸可增强网状内皮系统的吞噬功能，提高细胞免疫作用和促进免疫体的产生。在血液循环系统方面，可提高白细胞、红细胞、血小板的数目及血红蛋白的含量，血沉加速者施灸后可恢复正常。

灸法对血压也具有明显的调整作用。在艾灸预防中风的研究中，发现艾灸足三里可降低血中纤维蛋白原的含量，改善血液黏度，并具有扩张血管的作用，从而初步了解到艾灸足三里预防高血压患者中风的作用机制。

第五章 针灸是中国特有的治疗疾病手段

迷你知识卡

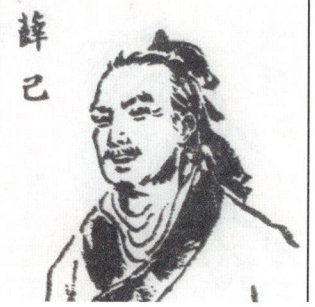

御 医

御医，古代一种对医生的职称。

专门服务皇帝及其宫廷中的家眷，直接听命于皇帝、指定的大臣、娘娘等，间接听命于其他后妃、皇子等。

第六章 和针灸有关的奇人轶事

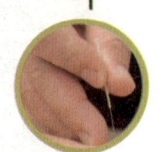

"艾灸之祖"——鲍姑

艾灸疗法历史悠久,并且在传统中医文化中具有相当的地位。

战国时期《五十二病方》最早记载了艾叶的疗效与用法,《孟子·离娄上》也曾有:"今之欲王者,犹七年之病,求三年之艾也"的论述,而在我国盛产优质艾叶的湖北蕲州等地,至今还流传着"家有三年艾,郎中不用来"的谚语。

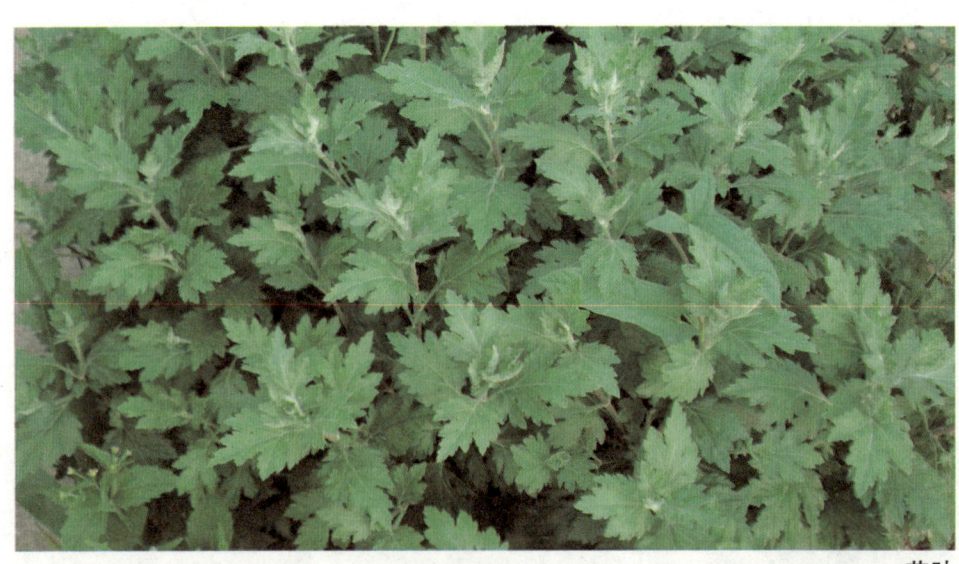

艾叶

根据相关史料记载，我国历史上第一个用艾灸治病的人是鲍姑。她是晋代著名炼丹家葛洪的妻子，可以说"艾灸之祖"就是葛洪之妻鲍姑！

晋代名医兼养生专家葛洪，号抱朴子，丹阳句容人氏。现存医著《肘后备急方》，是从卷帙浩繁的《金匮药方》中集成，后来由陶弘景增补成《肘后一百方》，金代杨用道增补为《附广肘后备急方》。

葛洪在行医江湖时，发现民间疾病多因医家用药昂贵而无力支付医费，结果病人非亡即残。所以他在选录方剂时，多选录"率多易得方药"。

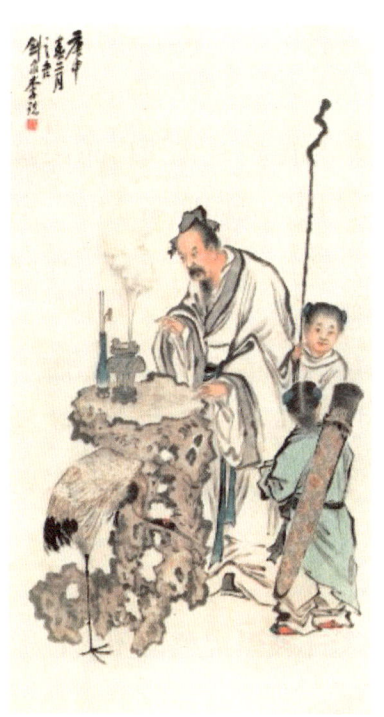

葛洪

葛洪在临床实践的基础上，对传染病有突出的研究，如做了世界上最早的关于天花的记录。在《肘后备急方》中，记载了一种叫"尸注"的病，这种病极具传染性，常常造成全家人的死亡，其实就是结核病。葛洪是我国最早观察和记载结核病的医学家。

道教源于东汉，西晋流行，葛洪对道教养生术颇有研究，留下众多养生保健的经验。他认为："善摄生者，常少思、少念、少欲、少事、少语、少笑、少愁、少乐、少喜、少怒、少好、少恶，行此十二少者，养生之都契也。多思则神殆，多念则志散，多欲则志昏，多事则形劳，多语则气乏，多笑则脏伤，多愁则心摄，多乐则意溢，多喜则妄错昏乱，多怒则百脉不定，多好则专迷不醒，多恶则憔悴无欢。凡此十二多不除，则营卫失度，血气妄行，丧生之本也。"

葛洪凡事有度的养生之道，至今仍有其积极意义。

在《鲍姑祠记》中就有关于鲍姑用灸法治病的记述："鲍姑用越岗天然之艾，以灸人身赘疣，一灼即消除无有，历年久而所惠多。"

鲍姑自幼聪慧，受其父影响，与道教结缘，后嫁给葛洪，夫唱妇随，医术日益精湛，夫妻俩曾在广东罗浮山炼丹行医，足迹遍及广州、惠阳、博罗等地。

鲍姑是晋代著名炼丹术家、精通灸法。相传她是晋代广东南海太守鲍靓之女，医家葛洪之妻，以专治赘瘤和赘疣而闻名于时，以艾线灸人身之赘瘤，一灼即消，疗效显著。她长期与丈夫葛洪在广州罗浮山炼丹行医，岭南人民尊称她为"鲍仙姑"。

鲍姑行医采药。她医术精良，擅长灸法。她是采用越秀山脚下漫山遍野生长的红脚艾绒进行灸疗治疾，因此后人称此艾为"鲍姑艾"。曾有诗赞颂："越井岗头云作岭，枣花帘子隔嶙峋。我来乞取三年艾，一灼应回万古春。"

一天，鲍姑在行医采药回归途中，见一位年轻姑娘在河边照容，边照边淌泪。鲍姑上前一看，见她脸上长了许多黑褐色的赘瘤，十分难看。

乡亲因此都鄙视她，亦无法找到伴侣，故而顾影自泣。鲍姑问清缘由，即从药囊中取出红脚艾，搓成艾绒，用火点燃，轻轻地在姑娘脸上熏灼。

不久，姑娘脸上的疙瘩全部脱落，看不到一点疤痕，变成了一个美貌的少女，她千恩万谢，欢喜而去。

鲍姑死后，岭南人民为了纪念她对医学事业的重大贡献，在广州越秀山下三元宫内修建了鲍姑祠，以志纪念。遗憾的是，鲍姑没有留下什么著作，后人认为，她的灸法经验可能渗入葛洪的《肘后备急方》中。

该书有针灸医方109

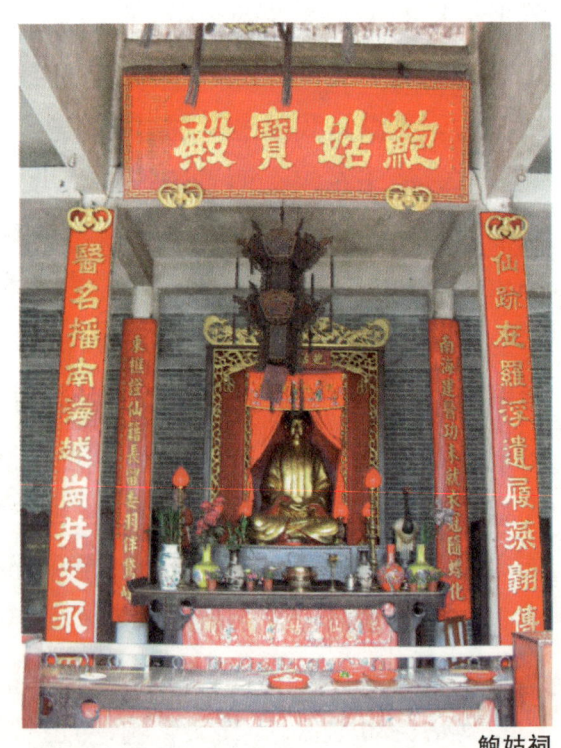

鲍姑祠

条，其中灸方竟占 90 余条，并对灸法的作用、效果、操作方法、注意事项等都有较全面的论述。

据分析，葛洪不擅长灸法，他的精力主要集中于炼丹和养生上。《肘后备急方》中收入如此丰富的灸方，可能与擅长灸法的鲍姑有密切的关系。

鲍姑的高超医术赢得了百姓的尊重，尤其是由她所创造的艾灸疗法在民间影响深远。

古代最早的女医生——义妁

古代最早的女医生是汉武帝时期的义妁，她是当时的河东人。义妁从小就喜欢中医药，她十几岁就上山采药，而且她常常把自己采的草药捣烂，给有外伤的乡亲敷治。

平时，只要有医生路过义妁的家乡，她总是虚心请教。就这样，义妁学到了许多的医学知识，积累了丰富的临床经验。

有一次，有人从外地抬来了一位腹部膨隆的病人，让义妁诊治。义妁一看，只见这个病人的肚子比将要临产的孕妇还大，而且肚脐突出，身体消瘦，气息奄奄。

义妁经过仔细诊视后，取出几根银针，在这个病人的腹部和腿部扎了几针，又捣碎了一些草药敷在病人的肚脐上，并给病人喂服了中药。

几天后，病人的病竟然痊愈了。后来，汉武帝知道了义妁的精湛医术，便让她到皇宫里做了女御医。

李东垣奇思治眩晕

"凡治上焦，譬犹鸟集高巅，射而取之。"这是《名医类案》中介绍金元四大家之一李东垣治疗疾病时用的思维方法之一。

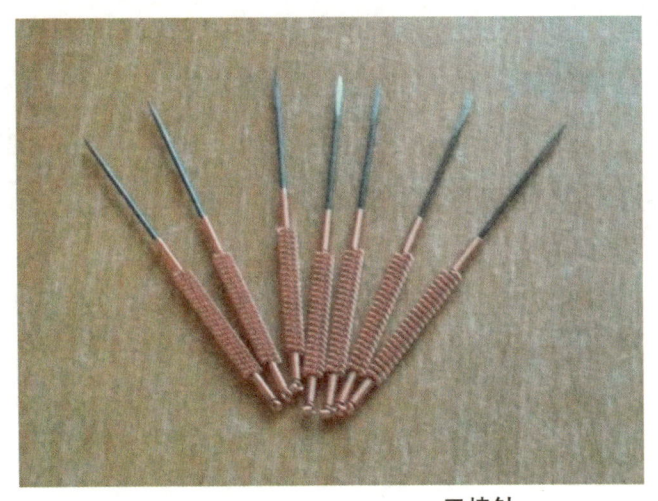

三棱针

当时，正值春季，有一年近七十的官员患病，病人面目紫红，像饮醉酒一样，痰黏稠，时时眩晕，如浮在风云中，眼视物不明。

李东垣诊后认为是下寒上热症，想用寒凉的药物进行治疗，但是考虑到病人年高体弱，怕出问题，就想起学医时老师张元素对他说过的话：上焦的疾病，就像群鸟聚集在山顶上一样，要用射箭的方法才能取到。

于是，他就在病人的头部前边两眉处用三棱针点刺二十余下，放出一些血。片刻，病人就觉得头目清爽，一点痛苦都没有了，并且从此以后再没有发作过。

可见，人毕竟是自然的产物，自然界的道理也是人体的道理，如果我们在临床上遇到难题，而在以往的经验中，从医学资料中，从老师教诲中找不到问题的答案时，我们或许能从自然界的原理中，从自然现象中，从自然规律中找出问题的解决办法。故，为医者贵在变通，不能墨守成规，执一漏万。

秦鸣鹤点刺愈头痛

唐高宗患头晕的毛病，发作时眼睛看不见东西，当时的侍医张文仲和秦鸣鹤讨论病情后上奏说：这种病是属于头风导致的气血上逆，需要在头上点刺出血后才能治愈。

当时，高宗皇帝很宠幸武则天，所以武则天很专横，当地听了二位医生的话后，大发脾气，说："皇帝的身体怎么能用来放血呢？说这种话的人应该拉出去斩了"。

二位医生听后很害怕，就立即跪下来向高宗皇帝请求。

高宗皇帝还算是一个相对开明的君主，说："这是医生议论疾病，怎么能算是有罪呢？何况我头晕得实在不行了，不妨让他们一试"。

于是，秦医生就在其头部刺了一针，放出几滴血。

刚刺第二针时，就听到高宗皇帝说："我的眼睛已经能看到东西了"。他的话还没有说完，武则天就从后面的帘中反复拜谢说："这真是上天赐给我们的好医生啊"。

于是就重重地赏赐了二位医生。

孙思邈开棺救妇

传说有一天孙思邈外出行医，看见一行出殡的队伍迎面走来。他停在路边观看，忽然上前一步按住棺材大喊："且慢！且慢！"送殡的人以为他是疯子，要赶走他。他说："人还没有死，你们怎么忍心埋了呢？"众人说："人早死了，你不要再胡说。"孙思邈说："人要死了，血会凝固的。你们看棺材底下正在滴鲜血，怎么说人死了呢？"众人一看，果然有细细一道血丝向外流，就打开棺材请他看。

只见一个妇人面黄如纸，小腹很高，裤裆正向外渗着鲜血。这女子的丈夫哭着说："我妻子婚后十年没有生育。这次怀孕一年多了，昨天才觉胎动，又难产死了。"孙思邈试了病人的鼻息和脉象，取出三根银针，一根刺人中，一根刺中脘，一根刺中极。三针扎下去，孕妇很快苏醒过来。

众人把孙思邈当成了神仙，一齐跪下磕头。孙思邈让他们起来，又送给病人的丈夫一剂药、一幅图，嘱咐他道："赶快把病人抬回去，喝下这服药，再按图接生，保证母子平安。"结果，病人回去顺利地生下了一个大胖娃娃。

被尊为"药王"的唐代大医学家孙思邈，在临床上针药并重。但他起初并不在意针灸的作用。后来在临床实践中认识到针灸的妙处后才开始重视，高保衡称他："苟知药而不知灸，未足以尽治疗之体，知灸而不知针，未足以极表里之变。如能兼是圣贤之蕴者，其名之良乎，有唐真人孙思邈者，乃其人也。"可见他对孙思邈的这种学术思想评价之高。

孙思邈是当时德高望重的医界先辈，有人送给他看当时的一位名家甄权著的《明堂人形图》，而他当时对于针灸及经络并不是很精通，所以也就对这本书不当回事。

当时有深州的刺史成君卓突然得了急性的咽喉炎，颈部肿大得很严重，喉中闭塞，连水都不能饮下已经三天了，就告诉孙思邈，孙思邈想用药物，可患者连水都进不去又怎能服药哪，所以孙思邈就请甄权来为之治疗，当时甄权就在成君卓的右手次指端的商阳穴上刺了一针，约有吃顿饭的时间，气息已经通畅了，第二天饮食谈吐一如正常时那样。

可见针灸及经络学说之神奇了。孙思邈在其一百岁后曾感慨地说："吾十有八而志学于医，今年过百岁，研综经方，推究孔穴，所疑更多矣。"从这段话里，可以看到经络学说的博大精深，也能看出孙思邈作为一代名医，皓首穷经的精神不愧为医界千古楷模。

另外还能看出他作为一代医家的博大胸怀，自己用药物没有什么好方法时，而能够推荐位在自己的盛名之下的甄权去为患者治疗。正与他自己在《大医精诚》里说的一样："无作功夫形迹之心"，不考虑个人名誉得失，真可谓名副其实的"苍生大医"啊！

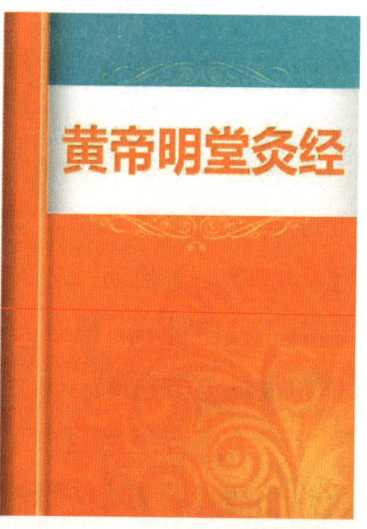

黄帝明堂灸经

徐文伯泻三阴交下胎

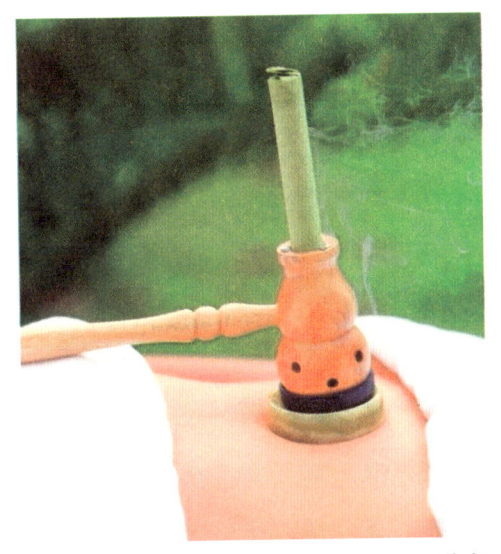

艾灸

话说徐文伯，是徐道度的儿子，曾做官至南齐东莞、太山、兰陵三群太守，也精通父业，擅长针灸。

宋明帝年间，一宫女患腰痛连心，发则不省人事，众多医生都诊断为"肉症"，文伯却诊断为"发瘕"，并令人给宫女灌了香油，宫女服香油后吐出丝缕头发状东西而痊愈。

更为叫绝的是，宋后废帝时期，一次，后废帝与文伯同游，恰好碰上一孕妇，略知脉学的皇帝诊脉后认为该孕妇怀的是女孩，文伯诊后却说："腹有两子，一男一女。"

性情急躁的皇帝想立刻知道结果，文伯说："让我用针灸，她便可分娩"。

后来经徐文伯泻足太阴、补手阳明后果然分娩出一男一女。此处泻足太阴是指泻三阴交穴，补手阳明是指补合谷穴。

在南北朝时期，针刺用于堕胎、催产已有相当经验。

后人窦汉卿在《通玄指要赋》中还提及"文伯泻死胎于阴交"一事，这在针灸发展史册上又添上了较为精彩的一笔。

韩贻丰针术通神愈顽疾

有不少的疾病并不是因为不能治疗，而是因为治疗时机被病人自己错过了。一方面，是出于对医生、医疗技术的怀疑，另一方面，是对医生的治疗方法不理解或者有所担心。因此，就把治愈的机会丧失了。

这些患者中，大部分是一些经济条件比较好的人。

因为他们选择医生的机会多，所以总是想选择一种没有痛苦安全速效，并且没有副作用的万全的办法。其实，这样的办法到哪里去找呢？因此，就会错过。这种事情古今都有很多。

韩贻丰是一个县令，他对于针灸很精通，从政之余往往为别人看看病，在当时很有医名。清代名医魏之秀在其著的《续名医类案》中多次提到韩贻丰从医的事迹。

他曾经为当时的司空徐元正治病，当时徐元正的症状很重，满面浮肿，口角流涎不止，说不出话，双腿沉重得不能迈步。

韩贻丰为之诊脉后说："你这种病非得用针灸治疗不可。"于是就让他的孩子来拿来蜡烛，举手欲在其顶门上用针治疗。

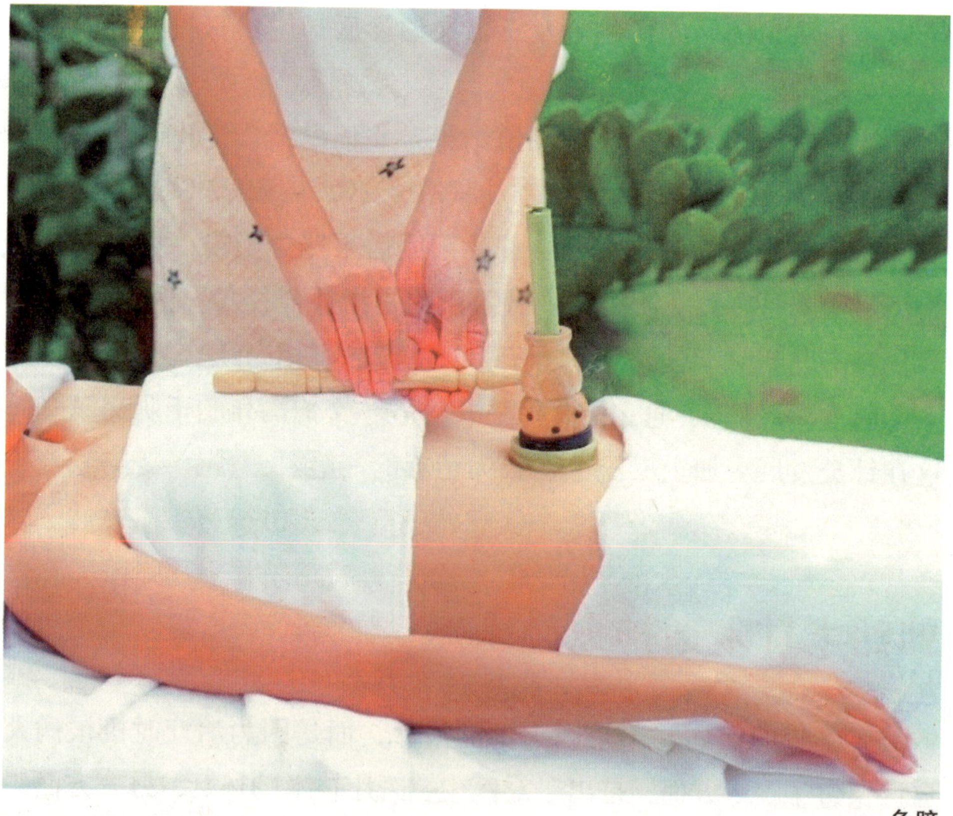

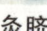

灸脐

徐公及其儿子、孙子都很担心害怕，说："这里怎么可以用针和灸来治疗呢，一定会很痛苦吧。"韩贻丰因经验丰富，就坚持要为之治疗，但是徐公的家人终究没有同意他的意见，韩贻丰只能遗憾地离开了病人。

过了不久，徐公从其他途径闻知韩贻丰医术精湛，针术通神，自己也知道别的方法是没有用的，于是就又一次去邀请韩贻丰为自己治疗。

韩贻丰给他的百会、神庭、肾门、环跳、风市、三里、涌泉等穴位共针了二十一针，没有针灸时，病人还以为不知道会有多痛苦呢，可针刺完后，徐公感到身体有一种说不出的舒服感，连声赞叹，认为是最好的效果了。

徐元正周身的疾病，好像一下子都突然消失了。如果患者及其家属第二次去请韩贻丰为之治疗，恐怕永远都不会遇到这样的医生，并且徐元正的余生也只能在病榻上度过了。

迷你知识卡

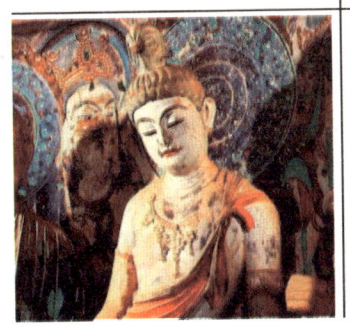

敦 煌

敦煌位于古代中国通往西域、中亚和欧洲的交通要道——丝绸之路上，曾经拥有繁荣的商贸活动。以"敦煌石窟""敦煌壁画"闻名天下，是世界遗产莫高窟和汉长城边陲玉门关、阳关的所在地。

第七章 针灸是中国古代医学重要的一部分

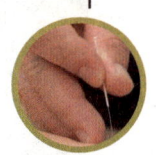

灸疗专著大量出现

中国历史上第一部灸疗专著是三国时期曹翕(曹操之子)所撰写的《曹氏灸方》，共有七卷，惜已佚。

敦煌卷子本中的残卷《新集备急灸经》，则至迟是在唐咸通二年(公元861年)依照刊本抄录的，原刻印本，初刊于唐代京都长安，不仅证实该书成书年代甚早，也表明我国早期刊本中就有灸治的专书。

敦煌类遗书中，尚有我国首部人体穴位灸疗图谱《灸法图》和《灸经明堂》，其作者及成书年代虽难以确知，但据文体和内容来看，多为唐代或以前的作品。

上述敦煌卷子目前分别收藏于法国巴黎国立图书馆和英国伦敦博物馆。

另有，唐代崔知悌之《骨蒸病灸方》一卷，记载专病灸治经验，原书虽已佚，但内容收存于《外台秘要》及《苏沈良方》之中。《黄帝明堂灸经》分一卷本和三卷本二种，内容相同，为唐代佚名氏撰。后由北宋书商改题此名刊行，至元代此书辑入《针灸四书》中。

到了宋代灸法专著更不断出现，如闻人耆年之《备急灸法》一卷，是我国首部灸治急性病证的专著；而庄绰《灸膏肓俞穴法》一卷，则是防病保健灸法的专门典籍；另有西方子《明堂灸经》八卷等。这些专著在不同时代、从不同角度记载和总结了古代医家灸疗经验。

灸脐的原理

当人体气血阴阳失调而发生疾病，通过刺激或施药于神阙穴，便有调整阴阳平衡、气血和畅的功能，收到祛邪治病之功效。

明代都穆的《都公谈纂》记载有这样一件趣闻：永乐年间，嘉兴人金晟任刑部主事。一次讨贼中，官府捕到强盗多人。

令金晟感到惊奇的是，强盗的头目竟是一位"年百二十五岁"的寿星，此人看上去毫无老态，而"面如童子"。

金晟初不信，于是拟文派人到犯人原籍调查取证，结果无误。金晟于是亲审该盗首，"问其以致寿之故"。

犯人说："少时居荆山（今属湖南）时，听一异人告之'常以草灸其脐，令人多寿。'"于是自己长期操行此术，"遂知至此耳"。

类似的记载也见于其他古代医书中，如宋代《针灸资生经》载："有人年老，面颜如童子者，盖每岁以鼠粪灸脐中一壮故也。"

《清太医院选方》中载有一名为"毓麟固本膏"的贴脐方，传说

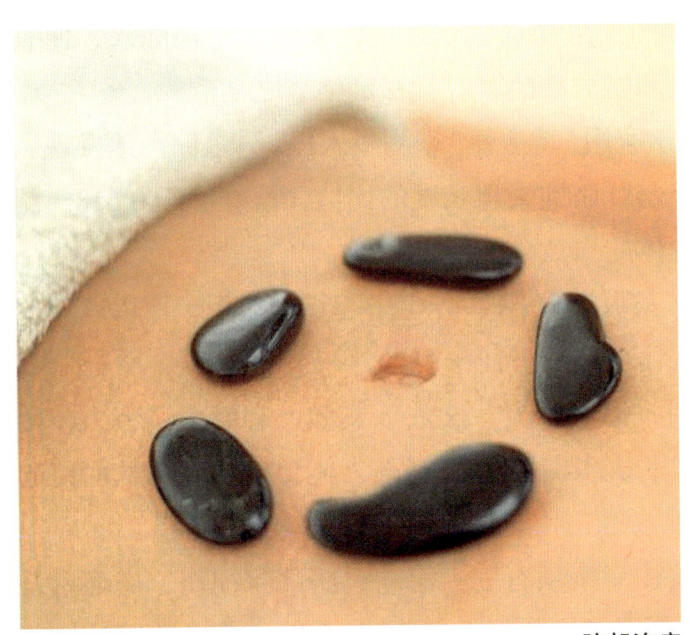

脐部治疗

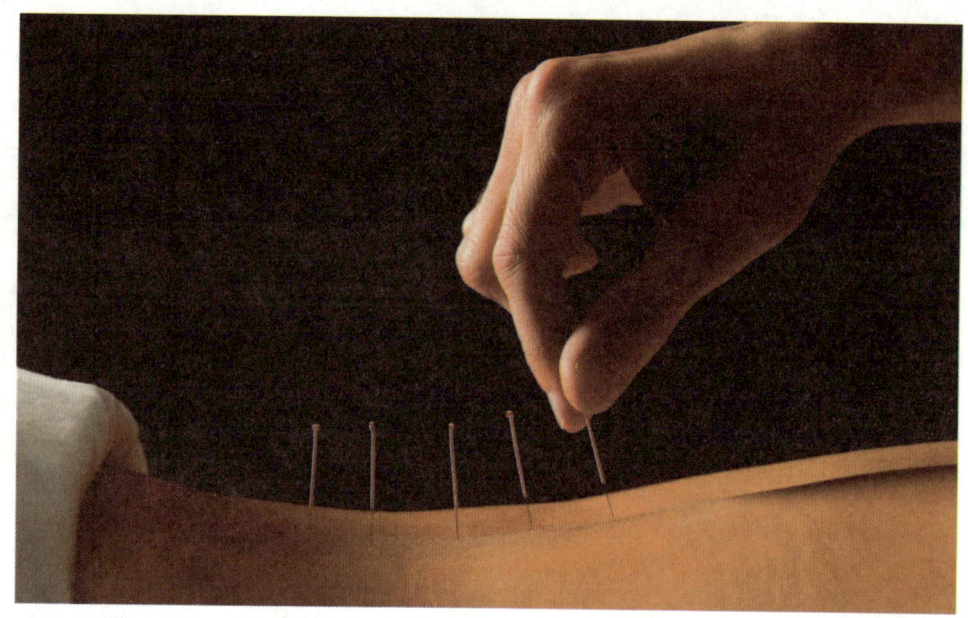

腰部针灸

慈禧太后曾以此膏摊贴来治疗肠胃功能失调症。

脐,俗称肚脐眼。以现代医学的观点看,"脐"只是初生儿脐带脱落后遗留下的一个瘢痕组织;但中医认为,脐中是一个具有治病作用的重要穴位,名叫"神阙"。

此穴被认为是经络之总枢,经气之汇海,能掌管人体诸经百脉。当人体气血阴阳失调而发生疾病,通过刺激或施药于神阙穴,便有调整阴阳平衡、气血和畅的功能,收到祛邪治病之功效。

有趣的是,有科学家用"黄金律"来测量人体,结果惊奇地发现:从肚脐到脚的长度,与肚脐到头顶长度的比值,恰好等于0.618,就是说,肚脐正位于人体的"黄金分割点"上。

而现代科学研究表明,0.618在养生中起重要作用,所以"黄金分割点"应是调整人体功能的最佳作用点。

实验研究也证明:通过药熨、艾灸等刺激,有助于调节人体神经系统及内分泌活动,尤其是能显著提高人体免疫功能,从而能起到扶正祛病、益寿延年之作用。

一般来说,灸脐注意事项有三:第一,脐部有损伤、炎症者及孕妇禁用;第二,刚吃完饭或空腹不宜灸脐;第三,艾灸不可离脐部太近，否则易烫伤。

艾炷直接灸。将燃烧的艾炷直接悬在脐中上方1厘米左右施灸，以觉得有温热感为度。每次灸15～30分钟，每日1次，连灸10次为1疗程。全年可不定时灸3～5个疗程，秋冬季施灸效果更佳。

因身体质素虚而出现的胃肠功能紊乱、神经衰弱等疾病用此法防治效果较好。

神阙隔姜灸。在姜片上穿刺数孔，覆盖于脐上，点燃艾炷在姜片中啄灸，以感温热且舒适为度。每次灸15～20分钟，隔日1次，每月灸10次，冬至开始灸最好。此法对寒邪引起的消化不良、腹痛诸症有预防作用。

在古代文献中有不少关于禁灸穴位的记载，但各种书籍之间互有出入，颇不一致，如《针灸甲乙经》仅载禁灸穴24个穴位，《针灸集成》则达49个之多。

从临床实践看，其中多数穴位没有禁灸的必要，而部分在头面部或重要脏器、大血管附近的穴位，则应尽量避免施灸或选择适宜的灸疗，特别不宜用艾炷直接灸。另外，孕妇小腹部亦禁灸。

凡高热、大量吐血、中风闭症及肝阳头痛等症，一般不适宜用灸疗，但并非绝对。对于过饱、过劳、过饥、醉酒、大渴、大惊、大恐、大怒者，慎用灸疗。另外，近年来还发现少数患者对艾叶发生过敏，此类患者可采用非艾灸疗或其他穴位刺激法。灸疗虽然方法简便，但在临床应用时，尚须注意以下各点，以保证其安全有效。施灸前根据患者的体质和病情，选用合适的灸疗之法，并取得患者的合作。

施灸前根据病情，选准穴位，令患者充分暴露施灸的部位，并采取舒适且能长时间维持的体位。腰背、腹部施灸，壮数可多；胸部四肢施灸壮数宜少；头颈部更少。青壮年施灸壮数可多，时间宜长；老人、小儿施灸壮数应少，时间宜短，孕妇的腹部和腰骶部不宜施灸。颜面部、心区、大血管部和肌腱处不可用瘢痕灸，禁灸或慎灸穴位应慎用。对于昏迷、局部知觉迟钝或知觉消失的患者，注

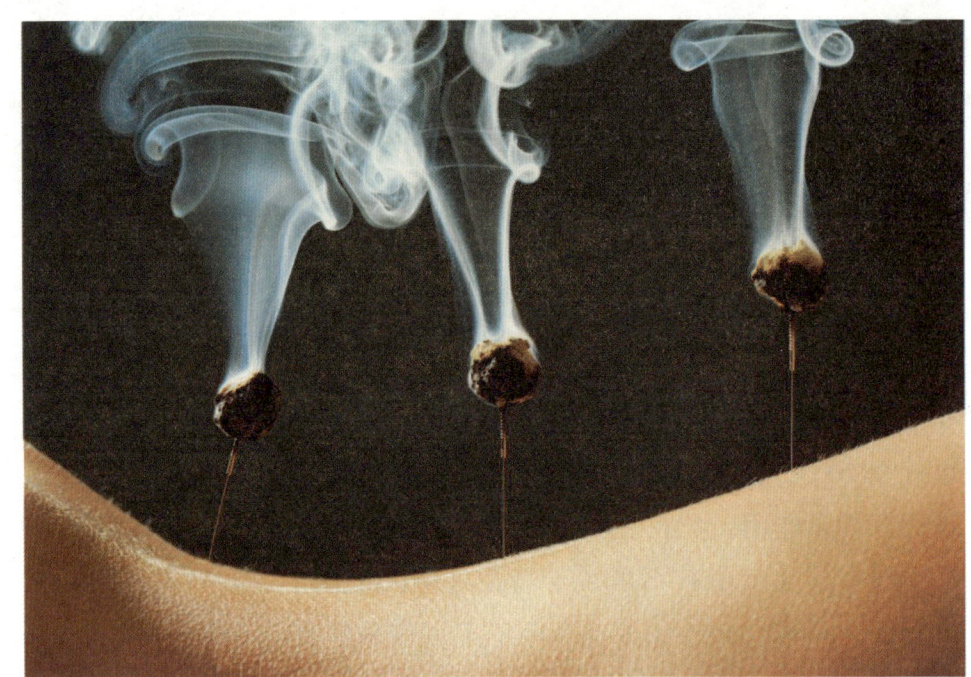

火灸

意勿灸过量,避免过分灼伤,引起不良后果。尤其对老人、小儿患者更应如此。

施艾灸时,要注意防止艾火脱落灼伤患者或烧坏患者衣服和诊室被褥等物。

非化脓灸时,灸灼过度会局部出现水泡,如水泡不大,可用药水擦涂,并叮嘱患者不要抓破,一般数日后即可吸收自愈,如水泡过大,宜用消毒针具,引出水泡内液,外用消毒敷料保护,也可在数日内痊愈。

凡化脓灸后在化脓期或灸后起泡破溃期,均应忌酒、鱼腥及刺激性食物,因为这些食物能助湿化热、生痰助风,并可刺激皮肤不良反应,从而使创面不易收敛或愈合。艾炷或艾条灸治疗结束后,必须将燃着的艾绒熄灭,以防复燃导致事故发生。

对针具的选择,现在多选用不锈钢所制针具,因不锈钢不仅能防锈蚀、耐热,而且具有一定的硬度、弹性和韧性。金质、银质的针,弹性较差,价格昂贵,故较少应用。

在临床应用前还须按照要求注意检查,以免在针刺施术过程中,给病人造成不必要的痛苦。在选择针具时，除应注意上述事项外，在临床上还应根据病人的性别、年龄的长幼、形体的肥瘦、体质的强弱、病情的虚实、病变部位的表里浅深和所取腧穴所在的具体部位，选择长短、粗细适宜的针具。例如：男性，体壮、形肥，且病变部位较深者，可选稍粗稍长的毫针；反之若女性，体弱形瘦且病变部位较浅者，就应选用较短、较细的针具。

至于根据腧穴的所在具体部位进行选针时，一般是皮薄肉少之处和针刺较浅的腧穴，选针宜短而针身宜细；皮厚肉多而针刺宜深的腧穴宜选用针身稍长、稍粗的毫针。

临床上，选针常以将针刺入腧穴应至之深度，而针身还应露在皮肤上稍许为宜，例如，应刺入0.5寸，可选1.0寸的针；应刺入1.0寸时，可选1.5～2.0寸的针。

针刺时患者体位选择的是否适当，对腧穴的正确定位，针刺的施术操作，持久的留针及防止晕针、滞针、弯针甚至折针等，都有很大影响，如病重体弱或精神紧张的病人，采用坐位，易使病人感到疲劳，往往易发生晕针。又如体位选择不当，在针刺施术时或在留针过程中，病人常因移动体位而造成弯针、带针甚至发生折针事故。

因此，根据处方选取腧穴的所在部位，并选择适当的体位，既有利于腧穴的正确定位，又便于针灸的施术操作和较长时间的留针而不致疲劳。临床上针刺时常用的体位有以下几种。

仰卧位：适宜于取头、面、胸、腹部腧穴，和上、下肢部分腧穴。

侧卧位：适宜于取身体侧面少阳经腧穴和上、下肢的部分

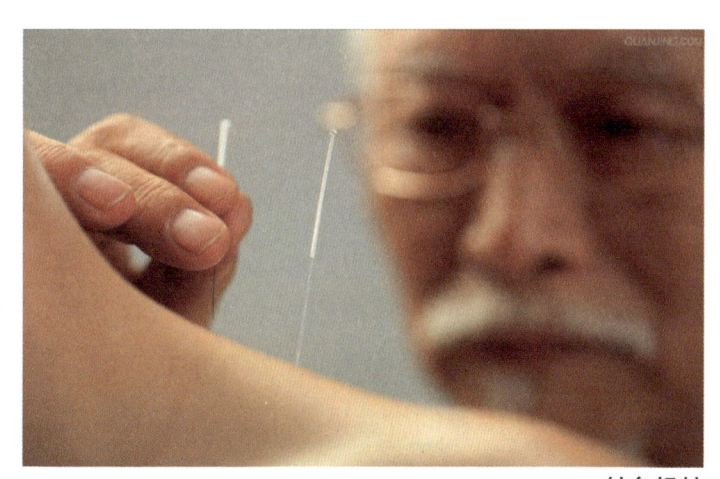

针灸银针

第七章 针灸是中国古代医学重要的一部分

腧穴。

伏卧位：适宜于取头、项、脊背、腰尻部腧穴，和下肢背侧及上肢部分腧穴。

仰靠坐位：适宜于取前头、颜面和颈前等部位的腧穴。

俯伏坐位：适宜于取后头和项、背部的腧穴。

侧伏坐位：适宜于取头部的一侧、面颊及耳前后部位的腧穴。

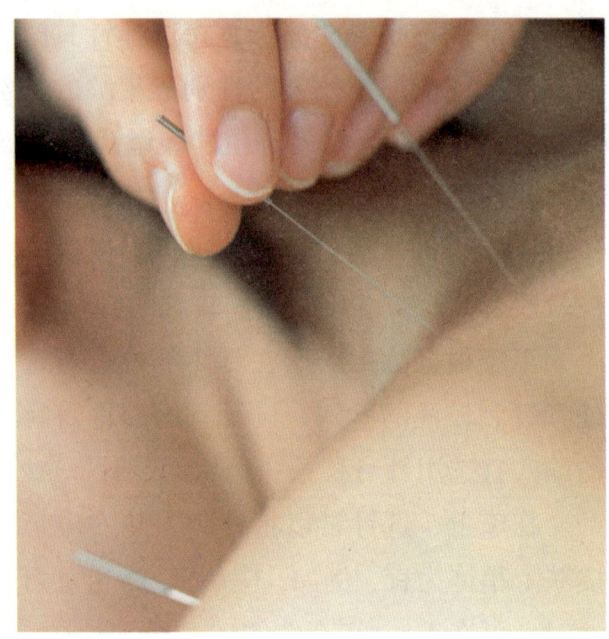

针灸

在临床上除上述常用体位外，对某些腧穴则应根据腧穴的具体不同要求采取不同的体位。同时也应注意根据处方所取腧穴的位置，尽可能用一种体位而能针刺处方所列腧穴时，就不应采取两种或两种以上的体位。

如因治疗需要和某些腧穴定位的特点而必须采用两种不同体位时，应根据患者体质、病情等具体情况灵活掌握。对初诊、精神紧张或年老、体弱、病重的患者，有条件时，应尽量采取卧位，以防病人感到疲劳或晕针等。

应用针刺必须严格注意消毒灭菌。针刺前的消毒灭菌范围应包括针具器械、医生的手指和病人的施针部位。

针具器械消毒：方法很多，应尽量采用高压蒸气灭菌法。高压蒸气灭菌：将毫针等针具用布包好，放在密闭的高压蒸汽锅内灭菌。

药液浸泡消毒法：将针具放在75％酒精内浸泡30～60分钟，取出擦干后使用，也可置于器械消毒液内浸泡（如0.1％新洁尔灭加0.5％亚硝酸钠）。直接和毫针接触的针盘、镊子等也需进行消毒。经过消毒的毫针，必须放在消毒过的针盘内，外以消毒纱布遮覆。

医生手指消毒：医生的手，在施术前要用肥皂水洗刷干净，或用酒精棉球涂擦后，才能持针操作。

施针部位消毒：在病人需要针刺的穴位皮肤上用75％酒精的棉球擦拭，应从中心点向外绕圈擦拭，或先用2％碘酊涂擦，稍干后再用75％酒精涂擦脱碘。穴位皮肤消毒后，必须保持洁净，防止再污染。

针灸缘何能"戒烟"

吸烟有害健康，然而对于烟民来说，要想戒烟，却又是一件非常困难的事情。针灸戒烟因机动灵活，不用吃药也没有痛苦，不会产生毒副作用而广受想戒烟人士的欢迎。

说起针灸戒烟，确实很不寻常。针灸起源于中国，而针灸戒烟却起源于美国。据悉，戒烟穴就是美国一位针灸医师发现的新穴位。其穴位位于手上的阳溪穴与列缺穴之间的中点处，按之有一凹陷。

吸烟者按压此穴有明显疼痛，若自己能经常按压此穴，尤其是烟瘾发作时用力按压则有明显的抑制作用。针灸医师或吸烟者本人若取毫针针刺此穴，可达到明显效果。

每次可刺一侧穴位，也可同时针刺两侧穴位，留针15分钟，每日1次，一般4次为一个疗程。

针灸戒烟主要是通过调节神经系统来消除烟瘾，调节和改善脏腑功能。

戒烟者在特殊穴位的皮肤内埋入短针，当烟瘾发作时自己按摩穴位，这时短针刺激神经，可以及时抑制烟瘾。

同时，戒烟者还要对一些穴位进行定期针灸，以调节和改善内脏功能，从而根除吸烟的欲望。但是能否最终戒烟成功，还取决于吸烟者的个人意志。

戒烟也可借助耳穴疗法，即取口、神门、肺等耳穴，用5分毫针快速刺入耳穴，中度刺激，每次留针15分钟，每周针刺3次，10次为一疗程。也可在耳穴上埋入揿针，或放入中药王不留行籽，胶布固定，两侧交替使用，每次埋4～6天。患者若每日自行按压3次，或当烟瘾发作时进行按压效果将更好。

戒烟的方法还有很多，如电针疗法、穴位贴敷法、药茶疗法、快步行走法、引吭高歌法等。

针灸疗法的历史文化

针灸是一种中国特有的治疗疾病的手段，它是一种"从外治内"的治疗方法，是通过经络、腧穴的作用，以及应用一定的手法，来治疗全身疾病的。

在临床上按中医的诊疗方法诊断出病因，找出疾病的关键，辨别疾病的性质，确定病变属于哪一经脉，哪一脏腑，辨明它是属于表里、寒热、虚实中哪一类型，做出诊断。然后进行相应的配穴处方，加以治疗。以通经脉，调气血，使阴阳归于相对平衡，使脏腑功能趋于调和，从而达到防治疾病的目的。

针灸疗法是祖国医学遗产的一部分，也是我国特有的一种民族医疗方法。千百年来，对保卫健康，繁衍民族，有过卓越的贡献，直到现在，仍然担当着这个任务，为广大

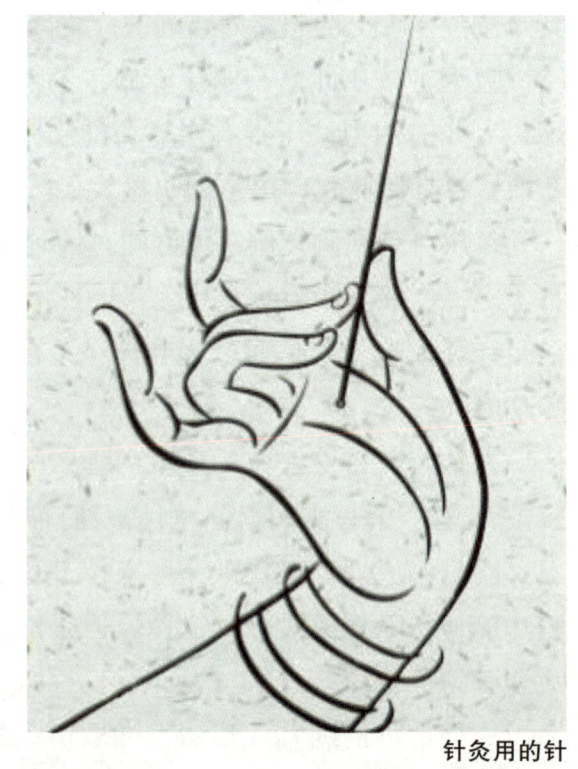

针灸用的针

群众所信赖。

灸法产生于火的发现和使用之后。在用火的过程中，人们发现身体某部位的病痛经火的烧灼、烘烤可得以缓解或解除，继而学会用兽皮或树皮包裹烧热的石块、砂土进行局部热熨，逐步发展以点燃树枝或干草烘烤来治疗疾病。

经过长期的摸索，选择了易燃而具有温通经脉作用的艾叶作为灸治的主要材料，于体表局部进行温热刺激，从而使灸法和针刺一样，成为防病治病的重要方法。

由于艾叶具有易于燃烧、气味芳香、资源丰富、易于加工贮藏等特点，因而后来成了最主要的灸治原料。

古代文献《山海经》和《黄帝内经》，有用"石篯"刺破痈肿的记载；《孟子》中有"七年之病，求三年之艾"的说法，再根据近年在我国各地所挖出的历史文物来考证，"针灸疗法"的起源，可能就在石器时代。

针灸是一门古老而神奇的科学。早在公元 6 世纪，针灸学术便开始传播到国外。目前，在亚洲、西欧、东欧、拉美等已有 160 余个国家和地区应用针灸术为本国人民治病，不少国家还先后成立了针灸学术团体、针灸教育机构和研究机构，著名的巴黎大学医学院就开设有针灸课。

据报道，针灸治疗有效的病种达 307 种，其中效果显著的就有 100 多种。1980 年，联合国世界卫生组织提出了 43 种推荐针灸治疗的适应病症。1987 年，世界针灸联合会在北京正式成立，针灸作为世界通行医学的地位在世界医林中得以确立。

2 500 年前，中国诞生了第一部医学巨著——《黄帝内经》，在这部典籍中，一个重要的概念贯穿于全书，那就是经络。

经络是经脉和络脉的总称，古人发现人体上有一些纵贯全身的路线，称之为经脉；又发现这些大干线上有一些分枝，在分枝上又有更细小的分枝，古人称这些分枝为络脉，"脉"是这种结构的总括概念。

随着冶炼技术的发展,人们制成了金属针,称为微针,并用微针对经脉进行治疗。《黄帝内经》分为两部书,其中之一叫做《灵枢经》,也称为《针经》,就是专门论述用微针治疗经络的著作。

《黄帝内经》对经络做了系统的总结,在经脉之外,增加了络脉、经别、经筋、皮部和奇经等新的概念,它们共同组成了经络系统,成为古人心目中人体最重要的生理结构。

《黄帝内经》还阐述了经络的功能,即运行气血、平衡阴阳、濡养筋骨、滑利关节、联络脏腑、表里上下及传递病邪等。《黄帝内经》对经络系统及其功能的认识主要来自长期的临床观察,也包含一些推理分析的结果和取类比象的描述。

刺法灸法学,是针灸医学的重要组成部分,是针灸临床治疗疾病必须掌握的基本技能。历代针灸学家在长期的医疗实践中,积累了丰富的临床经验和理论知识,使刺法灸法的内容不断充实,理论不断完善,为本学科的发展奠定了理论和实践基础。

有关针灸的历史故事

相传,南宋绍兴年间,有一个叫王超的军人,退役后遁入江湖做了江洋大盗,无恶不作。

他年轻时曾经遇到一个得道的人,传授给他一套"黄白住世之法"。王超按照这套方法修炼,年

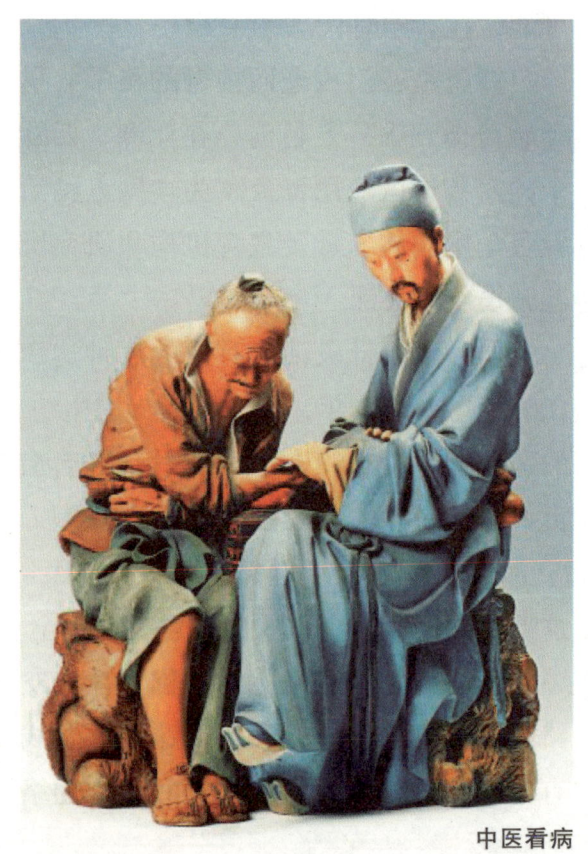

中医看病

过九十还精神饱满，肌肤腴润，后来犯案被抓，判了死刑。

临刑前，监官问他："你年龄这么大，还有这么好的身体，有什么养生秘术吗？"王超回答说："秘术我没有，只是年轻时师傅教我在每年的夏秋之交，在小腹部的关元穴，用艾条施灸千炷。久而久之，冬天不怕冷，夏天不怕热，几日不吃饭也不觉得饿，脐下总是像有一团火那样温暖。你难道没有听说过吗？土成砖，木成炭，千年不朽，皆火之力啊。"

王超被处死后，刑官让人将他的腹暖之处剖开，看见一块非肉非骨之物，凝然如石，这就是长期用艾火灸出来的。

可见灼艾对培固人体阳气的力量有多强大！

《神农本草经》记载：艾草有温阳、暖宫、除湿、通筋活血的功效。关元穴是小肠的募穴，为男子藏精、女子蓄血之处，是足太阴脾经、足厥阴肝经、足少阴肾经与任脉的交会穴，故统治足三阴、小肠、任脉诸经病，具有补肾壮阳、温通经络、理气和血、补虚益损、壮一身之元气的作用，古今都作为保健的要穴。

灸关元的最好时机在夏秋之交，相当于北京地区的7月底到9月中。隔日灸1次，每月连续灸10次。冬春两季除去特殊原因，尽量不要去灸关元穴，因为冬主收藏，春主升发，灸多了反而会泄精气。

有关针灸的历史故事很多。相传，一次扁鹊来到虢国，正碰上虢太子死，扁鹊到了虢国宫廷门前，问喜爱医学的中庶子说："太子患什么病，国都中举行祈祷祛邪活动超过了其他一切事情？"

中庶子回答说："太子患了血气不按时运行的病，交会错乱而不能疏泄，突然发作在体外，原来已经是体内病害。体内正气不能遏制邪气，邪气蓄积而不能泄除，因此阳气衰微而阴邪炽盛，所以突然昏厥而死。"

扁鹊问："他死了多长时间？"中庶子回答说："从鸡鸣时辰到现在。"扁鹊又问："装殓了吗？""没有，他死了还不到半天呢。"中庶子答。

扁鹊说："你去向国君禀报，说我是齐国的秦越人，后迁居在郑国，不曾拜见过国君的尊颜，在他面前侍奉过。听说太子不幸地死去，我能使他复活。"

中庶子说："先生您该不是欺骗国君吧？根据什么说太子能复活呢？我听说上古时代，医生中有个叫俞跗的，治病不用汤药、酒剂、砭石、导引、按摩、熨法等疗法，一经诊察就能知道病位，依循五脏的腧穴，于是割开皮肤，剖开肌肉，疏通经脉，束扎筋腱，按治髓脑，

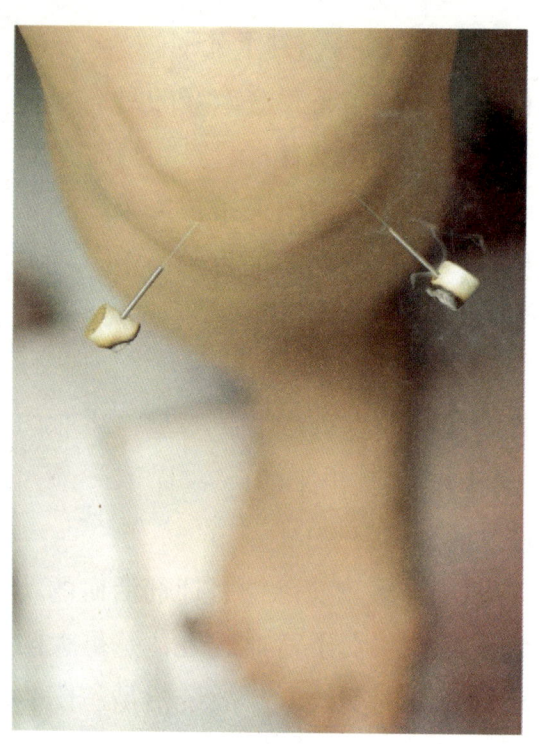

火灸

触动膏肓，疏理隔膜，清洗肠胃，疏通五脏，修炼精气，矫正形体。您的医术能像这样，那么太子才能复活；如果不能像这样，却想使太子复活，简直不能把您的话告诉给刚会笑的婴儿！"

过了很久，扁鹊仰天叹气说："您所说的医术，就像从竹管中看天空，从缝隙中看图纹。我的医术，不需切脉、望色、闻声、病人诉说病状，就能说出疾病的部位；观察病人的外部症状，就能推知病人的内部病机；诊察病人的内部病机，就能了解病人的外部症状。疾病症状应当显现在整个体表，只要病人不出千里之外，确诊的根据很多，是不可能诊断错误的。如果您认为我的话不真实，不妨入内室试诊一下太子，一定诊察到他的耳朵中有响声并且鼻翼扇动，顺着他的两条大腿，直到阴部，应当还是温热的。"

中庶子听了扁鹊的话，两眼发花而不能眨动，舌头翘起而不能放下，于是才把扁鹊的话入宫禀报给虢君。

虢君听到这件事非常惊讶，就出来在宫阙中道迎接扁鹊。

虢君说："久闻先生医德高尚，然而不曾去您面前拜访。先生

您来到我们这个小国，若能救治太子，我真是幸运极了，有先生您，太子就能复活，没有先生您，太子就要被丢弃填埋山沟，永别人世而不能复生。"

话还没说完，虢君已经长吁短叹，气郁满胸，精神散乱恍惚，眼泪久流不止，泪珠滚滚挂满眼眶，悲伤得不能控制自己。扁鹊说："像太子的病，就是所说的尸厥。太子并没有死。"

扁鹊让徒弟子阳磨制针具砭石，用来针治太子头顶的百会穴。

过了一会儿，太子苏醒了。扁鹊又让徒弟子豹施用渗透五分的熨法，用八减之剂的药物煎煮，用来交替地熨贴太子的两个胁下部位。太子能起来坐了。再进一步调适阴阳，仅仅服药二十天太子就恢复了健康。所以天下人都认为扁鹊能使死人复活。扁鹊却说："我并不能使死人复活，这是本来就活着的病人，我只是能使他恢复健康罢了。"

《黄帝内经》论痹症的中医针刺

《黄帝内经》中提出"循脉之分，各有所发，各随其过"的循经、随病、随痛取穴的治疗原则，并在具体实施过程中注重结合脏腑之腧穴、合穴进行针刺。

行痹，针刺治疗，张介宾云："在分肉间痛而刺之，谓随痛所在，求其络而缪刺之也"；方药治疗，可选用《类证治裁》中记载的防风汤。

痛痹，针刺治疗，《灵枢·寿夭刚柔》提出火焠药熨之法，提出"刺布衣者，以火焠之，刺大人者，以药熨之"；方药治疗，可选用《类证治裁》加减五积散。

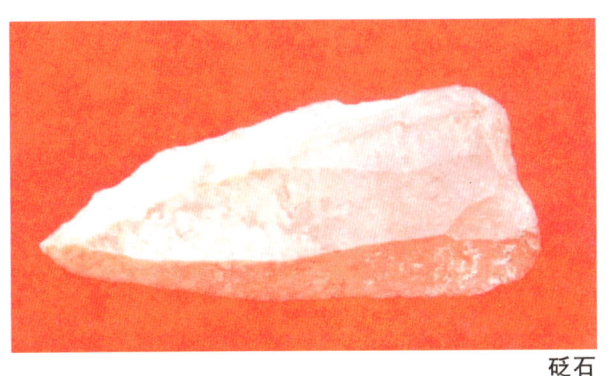

砭石

着痹,针刺治疗,《灵枢·四时气》提出针刺足三里穴；方药治疗,可选用《类证治裁》中记载的川芎茯苓汤加黄芪、白术,或除湿汤加蚕沙、防己、薏苡仁。

热痹,方药治疗可根据湿与热的程度不同,选用宣痹汤、清热渗湿汤、加味二妙散及白虎加桂枝汤等。

筋痹,针刺治疗,《灵枢·官针》提出用恢刺和关刺之法,马莳注曰"恢刺,以针直刺其旁,复举其针前后,恢荡其筋之急者,所以治筋痹也","关刺,直刺左右手足,尽筋之上,正关节之所在,所以取筋痹也"；方药治疗,可选《张氏医通》中记载的羚羊角散。

肌痹,针刺治疗,《灵枢·官针》提出用合谷刺法,马莳注云："合谷刺,左右用针如鸡足然,针于分肉之间,以取肌痹"；方药治疗,可选除湿汤加减。

皮痹,针刺治疗,《灵枢·官针》载用毛刺法,张志聪注云："毛刺者,邪闭于皮毛之间,浮浅取之"；方药治疗,可选黄芪建中汤合羌活胜湿汤加减。

脉痹,以"血实宜决之"为原则,可选用当归四逆汤合活络效灵丹之类。

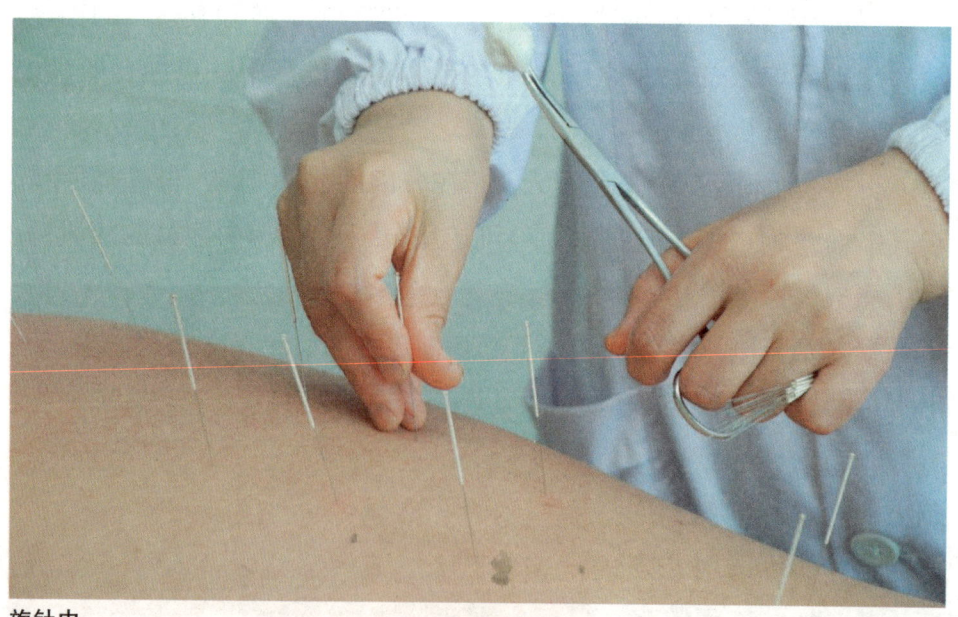

旋针中

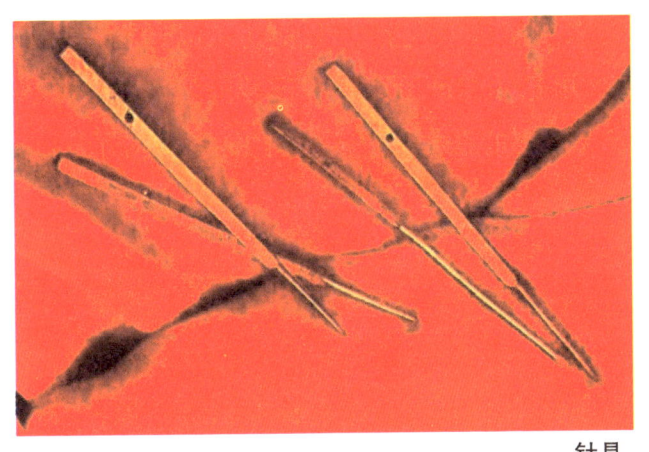

针具

骨痹，针刺治疗，《灵枢·五邪》提出可选涌泉、昆仑穴，《灵枢·官针》提出用短刺和输刺法，短刺即慢慢进针，并摇动针体使针深入至骨，上下提插，以摩擦其骨。输刺即将针直入直出，取穴少刺得深而留针久；方药治疗，可选用右归饮合肾着汤。

心痹，针刺治疗可选神门、心俞或根据《灵枢·官针》提出的偶刺法治疗，即当其痛所，一针刺于胸前，一针刺其背部；方药治疗，可选《证治准绳》中记载的五痹汤加远志、茯苓、麦门冬、犀角。

肝痹，针刺治疗可选太冲、曲泉穴；方药治疗，可选《类证治裁》中记载的五痹汤加枣仁、柴胡。

肺痹，针刺治疗可选太渊、尺泽穴；方药治疗，可选《类证治裁》中记载的五痹汤加半夏、杏仁、麻黄、紫菀。

脾痹，针刺治疗可选太白、阴陵泉穴；方药治疗，可选《类证治裁》中记载的五痹汤加厚朴、枳实、砂仁、神曲。

肾痹，针刺治疗可选太溪、阴谷穴；方药治疗，可选《辨证奇闻》中记载的肾痹汤加减。

肠痹，针刺治疗可选曲池、小海穴；方药治疗，可选《证治准绳》中记载的五苓散加桑皮、木通、麦门冬或吴茱萸散。

胞痹，针刺治疗可选委中、束骨穴；方药治疗，可选《证治准绳》中记载的肾著汤、肾沥汤。

众痹，针刺治疗，《灵枢·周痹》提出"痛虽已止，必刺其处，勿令复起"；方药治疗，可选麻黄散加术汤之类。

周痹，针刺治疗，《灵枢·周痹》提出"痛从上下者，先刺其

第七章 针灸是中国古代医学重要的一部分

下以过之，后刺其上以脱之；痛从下上者，先刺其上以过之，后刺其下以脱之"；方药治疗，可选《类证治裁》中记载的痹汤加桂枝、白术、狗脊、薏苡仁，或《丹溪心法》中记载的上中下痛风方。

传说中的针灸有多神？

电影《风声》里的那场针灸酷刑戏，让人看着胆颤心惊，看过的人都会对电影中的各种酷刑心有余悸。电影中最强硬的吴大队长倒在了针灸上，江湖郎中"六爷"抖开针灸包蘸上药水，在他的身上扎几针，他就喷出一口鲜血，昏死过去。用针灸对付吴大队长，是受了金庸小说的启发，针刺穴位本来是可以治病的，但反其道而行之就会让人经脉逆行，痛不可当。

电影《风声》中的江湖郎中"六爷"讲过："三针下去，认罪的认罪，画押的画押。"扎几针真有这么厉害吗？

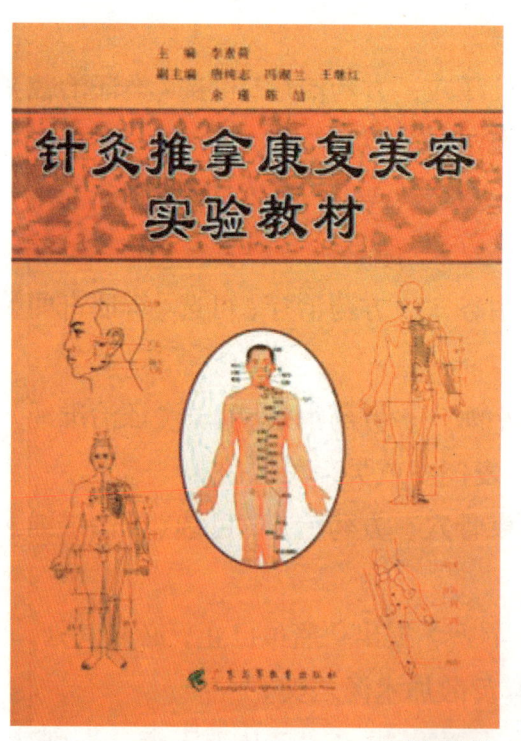

针灸教材

浙江省某医院院长被誉为"疼痛专家"，他听了电影情节的描述说："针灸让人痛得吐血、昏死过去，那太夸张了。"

"一般来说，针灸扎在穴位上，病人的感觉是酸痛、酸胀——就是我们的说法'得气'，不是剧痛，更不会损伤内脏让人大吐鲜血。电影把针灸当酷刑，肯定是夸大了。"

该院副院长也是针灸专家，他说："从电影镜头看，针扎的这些部位都没有明显的痛感穴位。六爷的针蘸过药水，

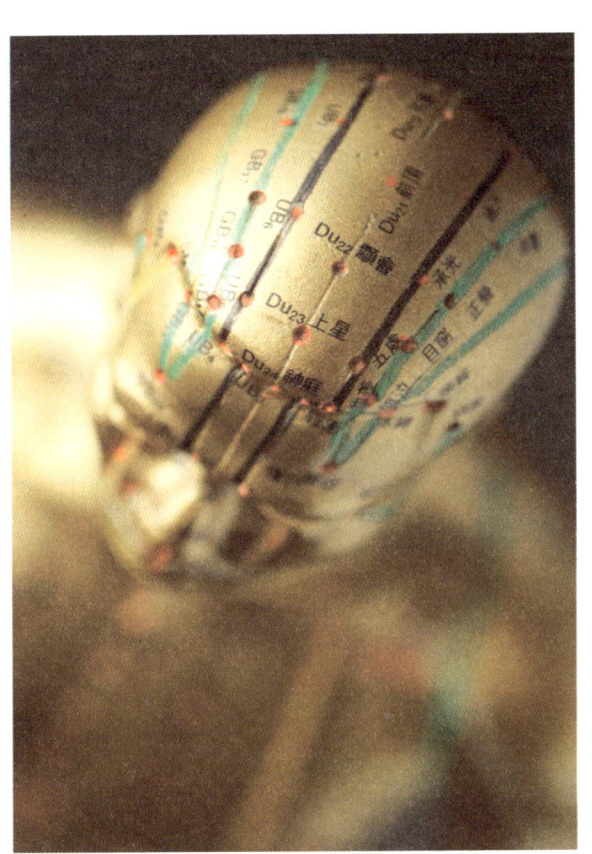

针灸头部铜像

如果说真有可能,也是那些药水起了作用。"

而南京针灸学会秘书长、南京市中医院针灸科主任医师说起《风声》中的针灸镜头,笑着说:"电影里演得夸张了,我还从来没有听说过把针灸用来审讯的。"

电影中,在针刺的"酷刑"作用下,人果然意识模糊,最终说出了真话。陈朝明说:"国内外的许多研究证实了针灸对催眠术的促进作用,针灸可加大催眠的深度。从这个角度讲,针刺'诱供'勉强说得过去。"

"人体确实有几处穴位比较敏感,比如肩胛骨中间的天祖穴,一下子扎下去可让人酸痛倒地;手腕横纹处的内关穴,可以制服处于躁狂状态中的精神病人,让他瘫软在地,但绝对不是演员在电影里剧痛的样子。针灸的主要作用是镇痛,治病为主。如果一针扎进去病人痛煞,医院的针灸科老早就关门了。"

针灸因为其镇痛作用,可以用于麻醉。这在过去西方人看来是不可思议的。

1972年,意大利电影大师安东尼奥尼来到中国,拍摄了一部3小时40分钟的大型纪录片《中国》。其中,有一段记录了一例用针灸麻醉剖宫产的手术,医生将长长的银针插到产妇滚圆的肚皮,然后用手术刀剖开产妇肚皮,自始至终产妇都很清醒,没有疼痛的表现,还和医生说话,最后拽出了一个小男孩。

第七章 针灸是中国古代医学重要的一部分

针灸刺激某些穴位能起到镇痛、镇静的作用，但做大型外科手术，还得依赖麻醉剂，光是用针灸麻醉，病人受不了。20世纪七八十年代做手术，一般是使用小剂量的麻醉剂，辅以针灸麻醉。因为那时我们生产麻醉剂的水平不到家。现在我们有些手术依然推荐使用针灸麻醉，如甲状腺手术、肺部切除手术和引产手术，因为在这些手术过程中，医生要随时和病人交流，确保手术效果。但在实际手术中，病人不想做针灸麻醉，临床试验证明，针灸麻醉的成功率是97%，谁也不愿意成为剩下的3%。

古代的针和灸是各自独立发展的，历史上专门施行灸法的医师称之为"灸师"，如唐代韩愈《谴疟鬼》诗说："灸师施艾炷，酷若猎火围"。浙江有许多针灸医家偏重于灸法，其应用较为广泛，如闻人耆年的《备急灸论》是古代灸法专著之一。

王执中的《针灸资生经》也记载了很多灸法种类。除一般灸法外，浙江各地尚流行一些特殊的灸法，深受病人的欢迎。

阳燧锭灸法，将硫黄、蟾酥、朱砂、冰片、麝香、白砒等药物制成药锭，粘在薄纸上，放于穴位上点燃施灸。

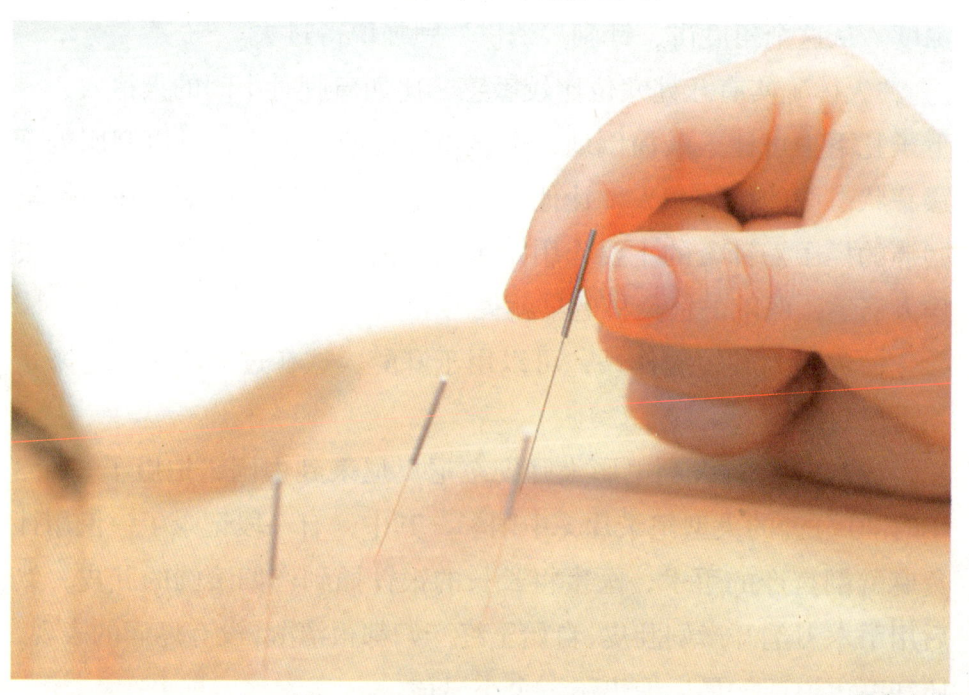

针灸穴位

铺灸法，民间称"长蛇灸"，是在部位上用艾绒、麝粉、大蒜等铺成一长条，形似乌梢蛇，在其头、身、尾三处点燃施灸，多用作以治疗虚劳顽痹等证。

温针灸，民间称为"热针"，是指在针刺入穴位的一定深度后，用艾绒裹于针柄或以艾卷置于针柄，点燃后，艾火之热力熏灼于穴位，并凭借针体传热于穴位之深部，起到温通经脉、通利经络气血、祛寒解凝的作用，一般用于治疗寒湿痹痛、血虚气弱等证。

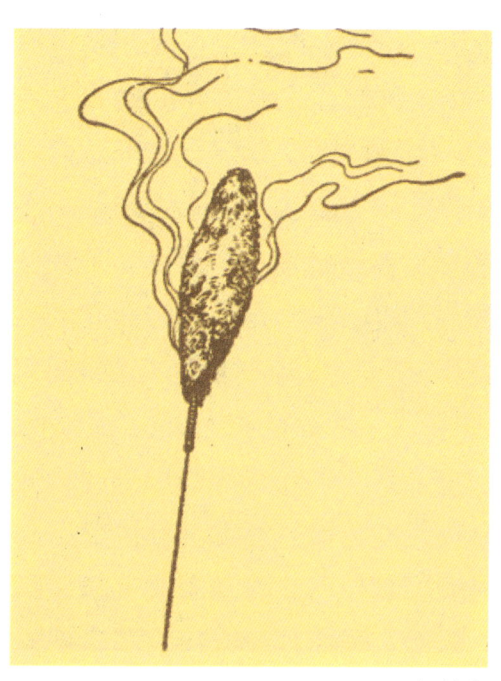

温针灸

伏针，是指在每年夏季的伏天施行疤痕灸法以治疗陈伤久病、顽固之疾，其效果要比在冬春寒冷季节时为好。

伏针在杭嘉湖地区较为流行，因该处属太湖流域，农村以种植水稻为主，从夏至插秧后，三伏时较为空闲，加上天气晴朗，施行疤痕灸法后可以促进休息，因此此灸法约定俗成地流传下来。

我们经常见到的《铜人腧穴针灸图经》，文图相兼，对统一当时经络、腧穴的不同说法和考订经络、腧穴、主治等颇有意义，堪称我国针灸史上继晋唐之后的又一次总结。

针灸的发展在北宋时期有浓厚的社会背景。北宋的帝王和士大夫都对医药有着浓厚的兴趣，注重对医学书籍的收集和整理。

《宋书》记载，宋太祖赵匡胤能用艾为人治病，太宗尝病亟，帝往视之，亲为灼艾，太宗觉痛。帝亦取艾自灸。

而宋太宗对医药的兴趣则更为浓烈，据他在《太平圣惠方·御制序》中自称"朕昔日潜邸，求集名方、异术、玄针，皆得其要，兼收得妙方千余首"。

第七章　针灸是中国古代医学重要的一部分

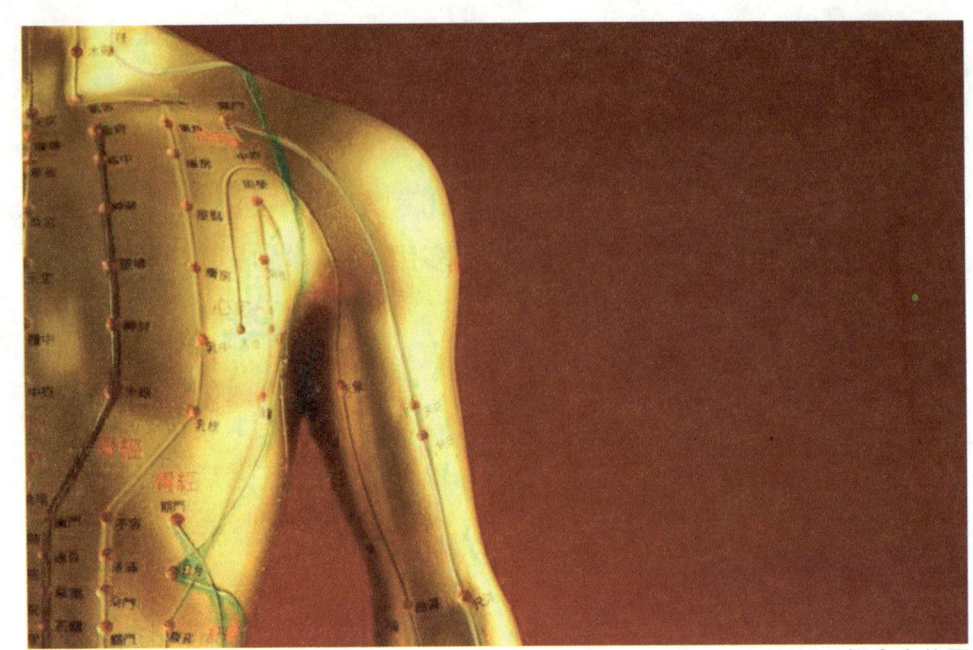

铜人穴位图

而当时的文人墨客也多对医药饶有兴趣,如著名科学家沈括有《良方》,后来增入苏轼之方,合称《苏沈良方》,在当时甚至有"不为良相,当为良医"的说法,正是在这样的时代背景下,宋朝的针灸取得了丰硕的成果。

宋太祖于开宝六年下诏命医官刘翰等整理本草文献,于次年修订完善,成为宋代第一部本草学规范。公元981年,即太平兴国六年,宋太宗向全国颁布了"访求医书诏"。诏令中采用了多种奖励办法,鼓励人们献书。

例如,诏书规定:"宜令诸路转运使,遍指挥使所辖州府,应士庶家有前代医书,并许诣阙进纳。凡二百卷以上者,无出身与出身,已任职官者亦予迁转。不及二百卷,优给缗钱偿之。有诣阙进医书者,并许乘传,仍县次续食。"

也就是说,凡是藏有前代医书者,不问出身,都可以直接向宫廷献书。献书在200卷以上的,平民可以授予官职,有官职的可以升迁。献书不及200卷的,则给予优厚的报酬。对于亲自上京献书者,沿途地方政府必须提供交通工具和膳食。但是,这种访书不是官府强行征集，因为诏令还规定："如不愿纳官者，借本缮写"。

在宋明时期，北有窦汉卿，南有席弘、徐凤等针灸名家，在针刺手法上都有建树，手法之繁多，几乎已臻完备之境界，而杨继洲在《针灸大成》中详述《黄帝内经》《难经》等前贤手法，将其归纳为下手八法和十二法，其基本内容后来被吴谦等所编的《医宗金鉴》所收载，成为指导针灸医家具有规范性质的基本针刺法。

同时，他详述了四十四种单式和复式补泻手法，其中以天、地、人三才法为主的"截担补泻法""进火补进水泻"的冷热补泻法，补前人所未备。直到现在，言针刺手法最详者，仍首推杨继洲。

元代王国瑞在《玉龙赋》首创"一针两穴"的透穴针法，后来杨继州扩充至二十余法，至《循经考穴编》时已发展到八十余法，被后世称为"玉龙透针"之法，至今已为针灸临床医家所广泛使用。

王国瑞在《扁鹊神应针灸玉龙经》中创用的"十二经夫妻相合，逐日按时选用原穴法"和"飞腾八法"。高武的"十二经病井荣俞经合需虚泻实法"，即"子午流注纳支法"，都是以经脉气血流注与针灸时间相结合的一种刺法，在子午流注针法这一流派中占有十分重要的地位。

此外，流行于浙西地区的漆针，是我国其他省区所少见的，也是浙江特有的针刺法之一。

其方法是用乳香、肉桂、川乌、血竭、京墨、米醋、麝香等药物，铺敷在患者皮肤上，然后再用针尖点刺至皮肤稍突起，

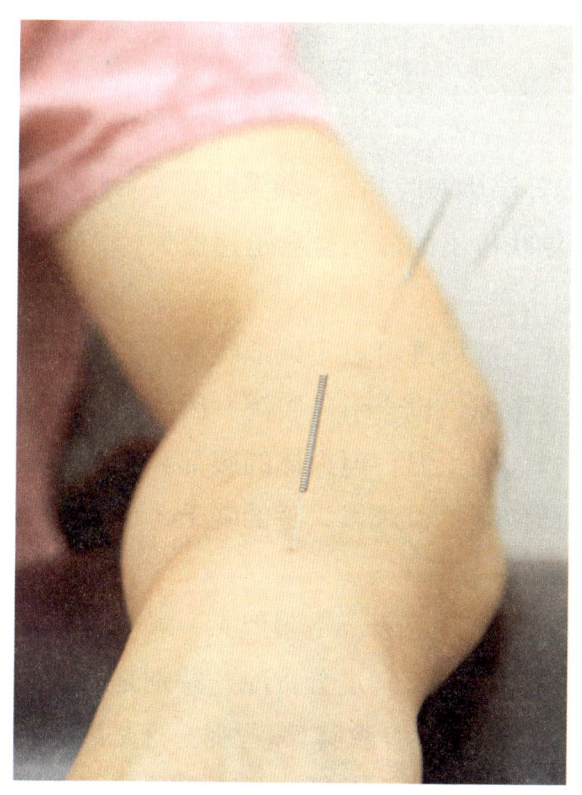

针灸中

再施以松花粉，待5～6天后花粉自行脱去，在皮肤上留下黄色的针痕，状如漆染，故名漆针。漆针主要用于治疗风湿痹痛及腰痛等病。

一到夏天炎热的晚上，很多人都光着上身睡觉，尤其是男士。他们这样做本意是不穿衣服可以更凉快，其实这种观点是错误的。

医学专家介绍说，气温升高到28℃～30℃时，人体皮肤水分蒸发会加快，并随着气温的升高而增加。当气温高于皮肤温度时，人就会从外界环境中吸收热量，如果此时光着膀子，皮肤吸收的热量会更多，而皮肤排出的汗水也会迅速流失掉，起不到通过汗液蒸发散热的作用。

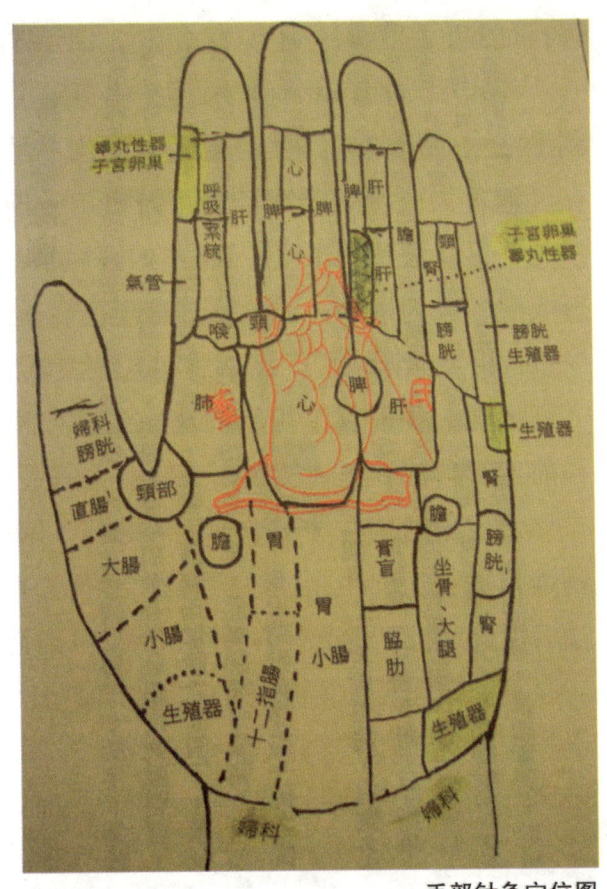

手部针灸穴位图

夏日里睡觉最好穿上睡衣，这样既可以很好地吸汗，又可以防止受凉。虽然是夏天，肚子受了凉，也会引起腹泻。因为虽然皮肤上的温度不断变化，以保持身体的恒温，但人体的腹部和胸部的皮肤温度几乎固定不变，所以即使是热得难以入睡的晚上，也常有不少人因受凉发生腹痛、腹泻。

俗话说"日不敞胸夜不凉背"。夏天，艳阳似火，暑气熏蒸，使人无法忍受。可天气虽然炎热，却不宜过分贪凉，特别是人的胸口和背部，更不宜裸露。为什么天热也不宜敞胸、凉背呢？这是因为：人体的脏器尽在胸腔之内，这些脏器都十分娇嫩、喜暖怕凉，宜暖捂之。

人体十四经络督、任两脉的穴位，也都分布在人体躯干的中心线上。如果让胸背受凉，就容易产生肠胃、呼吸道和心血管系统的种种疾病。

盛夏，天气炎热，机体产生的热量高于体外的温度，周身热烘烘的。这时，皮肤和肌肉微血管处于弛缓舒张状态，尤其是进入睡眠后，神经系统的兴奋性刺激信息减弱，机体抵抗力更加虚弱，整个机体基本上处于"无设防"状态，风邪便可"长驱直入"。

我国古代劳动人民在长期的医疗实践中，逐步认识到人体内存在一些"气血"流行的通道。这个通道被中医称之为经络。它内及脏腑，外及肢节，纵横交错，遍布全身，起到运行气血的重要作用。

同时，又通过经络的复杂联系，将人体内外表里、上下前后、五脏六腑、四肢百骸、五官九窍、筋脉皮肉各个部分，统一成为一个有机的整体，并与外界环境相适应。

经络既然有如此重要的作用，当然也是一个十分复杂的系统。这个经络系统包括经脉和络脉两大部分，其中经脉是经络系统的主体部分，大而直行，深而在里，又可分为十二经脉和七经八脉两大类，以及附属于十二经脉的十二经别，十二经筋，十二皮部；络脉是经

第七章　针灸是中国古代医学重要的一部分

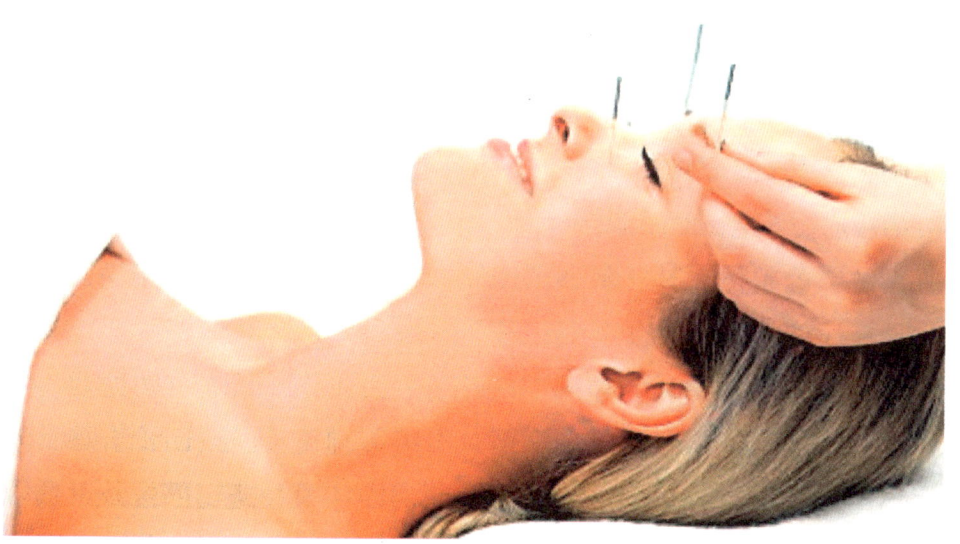

针灸头部

脉的分支，小而横斜，浅而在表，又可分为较大的十五络脉，以及遍布全身的孙络、浮络。

当人体发生疾病时，阴阳失调、脏腑失和、气血偏盛偏衰，都与经络、穴位有密切关系，只有熟悉了经络的循环分布、生理功能，才能用经络学说说明病理变化，指导辨证归经，进行针灸治疗。

脏腑，是内脏的总称。古人称为"藏象"，藏，指藏于内，就是内脏；象，是征象或形象，意指内脏

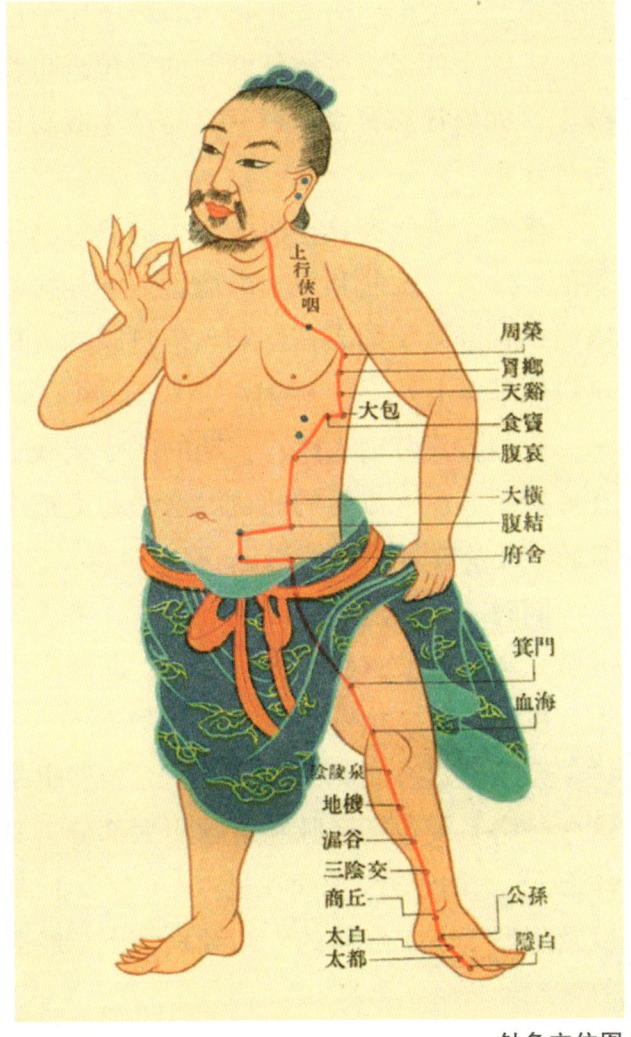

针灸穴位图

生理、病理所表现于外之征象，中医称心、肝、脾、肺、肾为五脏；小肠、胆、胃、大肠、膀胱、三焦为六腑。脏腑学说的特点是以五脏为中心，配合六腑，联系五体、五官、九窍等，连结成为一个"五脏系统"的整体。其所叙述的脏腑名称虽与西医的脏器相同，但在生理、病理的含义上有很大差别。

脏腑症治是中医各种辨证论治的基础，它是根据脏腑的生理功能、病理表现，结合八纲、病因、经络等理论，通过四诊合参，对疾病的症候进行分析归纳，借以推断病因病机，病变部位及性质、正邪盛衰，以确定所患何证，然后根据症候来决定治疗方案和药方。

阴阳五行是我国古代的一种哲学基本理论，是古人通过长期的生活、生产实践，对自然界观察和认识的总结，是古人用以认识和解释自然界的方法论，古人用五行着重阐述"生化"，阴阳着重阐主"极变"，相当于现代的"量变"和"质变"。

它自从被应用到中医学领域之后，便成为脏腑、经络的理论基础，并作为一种认识人体生命过程和疾病过程（生、老、病、死全过程）的方法论，指导对疾病的辨证论治。

阴阳理论认为，自然界是物质的，是在阴阳二气的相互作用下发生、发展和变化的。作为自然科学的中医学来说，也就自然而然地吸收了这一朴素的先进的哲学理论。

人体是一个统一的整体，不论是生理过程的正常运行，还是病理过程的演变，都处于阴阳的变化过程之中，故中医学认为疾病的发生都是阴阳失调的结果。运用针灸治疗疾病，都是以恢复机体阴阳平衡为目的。在针灸临床上常有左右互取及前后上下对应取穴法，这是阴阳互引的针灸法则，充分体现了针灸疗法重视平衡阴阳的核心思想。

五行理论

第七章 针灸是中国古代医学重要的一部分

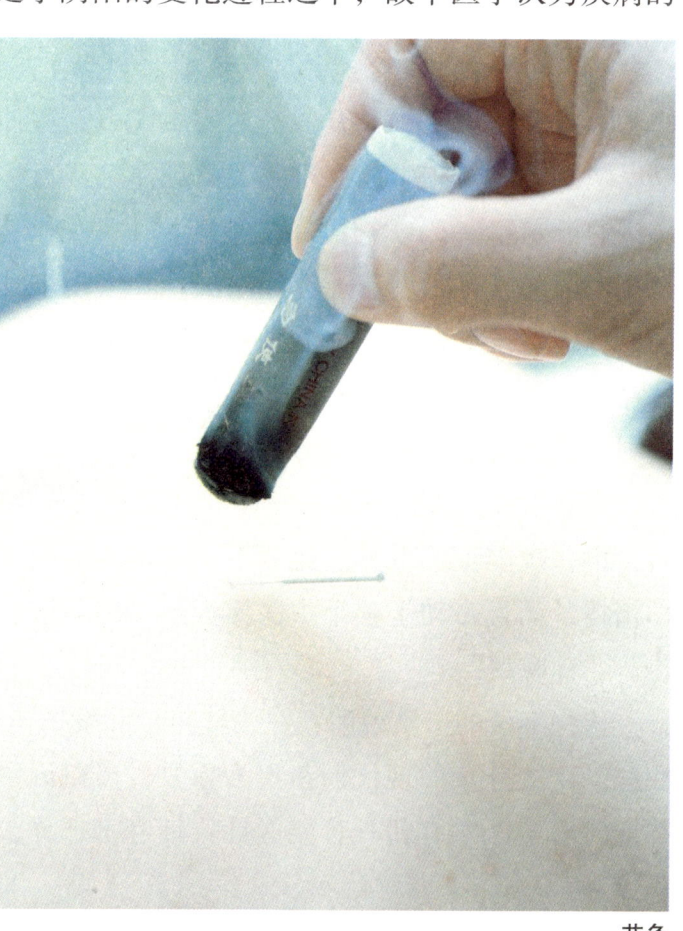

艾灸

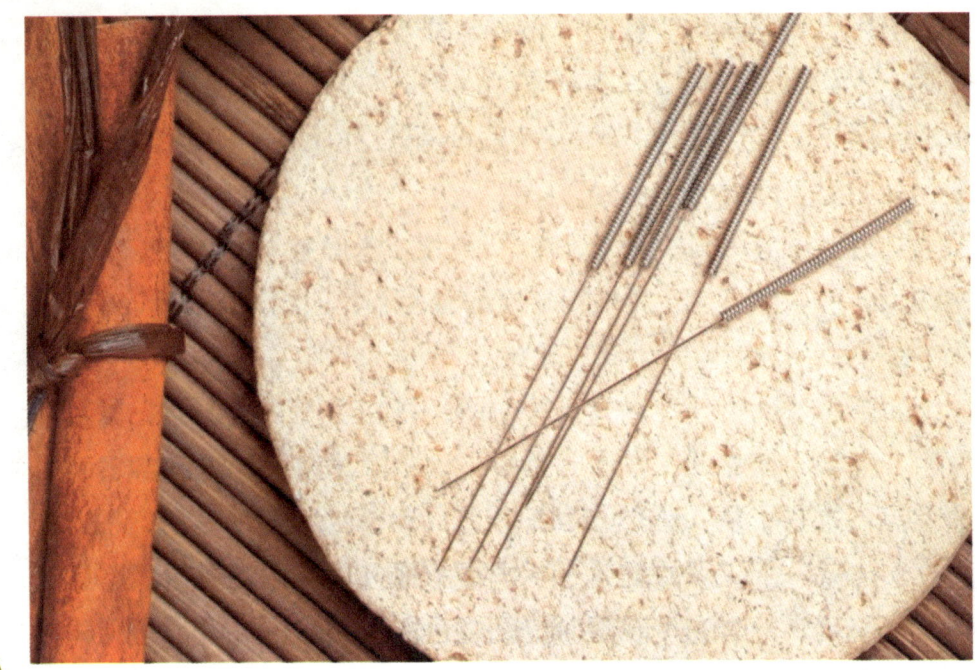

针具

的基本意义是以自然界五种基本物质代表五种抽象的功能属性,借以反映事物之间相生相克现象及其规律。五行学说对针灸临床有着广泛的指导和重要的作用。

中华民族自主创造了针灸疗法,几千年来针灸学以不断创新的理论和多种技术为中国及世界人民的健康造福。1958年中国医务人员在古代针刺镇痛的基础上,又做出重大创新针刺麻醉术,由此使我国的针灸医学跨入了现代化时代。

针麻术及其现代神经——体液理论科研成果在1971年对外公布后,再一次震惊了世界。此举不仅向世界证明了针灸针麻术含有科学精粹,而且带动了整个中医界大踏步地前进,由此掀起了"针灸热""针麻热"。

这些不争的事实说明:在当代传承和发扬传统针灸学是必要的,在此基础上针灸的现代创新更为重要!可以说国内外的有识之士,都期盼着中医学有朝一日能像针灸针麻术那样,以成为世界观注的焦点。

现代九针之四针概述

现代九针即师氏新九针。

新九针指镵针、磁圆针、提针、锋勾针、铍针、梅花针、火针、毫针、三棱针九种针具，系山西师怀堂先生在《灵枢》中"九针"基础上，历时40余年反复临床研究、研制、革新后而成，故名曰"新九针"。

镵针其柄为不锈钢，长10厘米，针体为钼质金属制作，长4厘米，直径为0.3厘米，钼质针体部分嵌于不锈钢柄内，外形美观，使用顺手。针体的末端延伸出0.5厘米长的箭头状锋利针头。

本针是以划割方法在选定的部位使用，先将划割部位及针具消毒，而后以其锋利之刃，根据需要在不同部位及反应点上施术，用拇、食、中三指持钢笔式押持针体，进行皮肤划割，以微出血为度。划割方向：顺经脉循行走向，划痕长度以1厘米长为妥。

该针主要用于外感疾患及割治排脓等，如外感风邪、中风口歪、多种胃肠疾病而表现为口腔内颊黏膜上有白斑或紫斑者，以及皮肤病中的湿疹、脓疱疮等疾患的治疗。

磁圆针柄为合金铝所制，既轻便又美观耐用，分两节，两节间

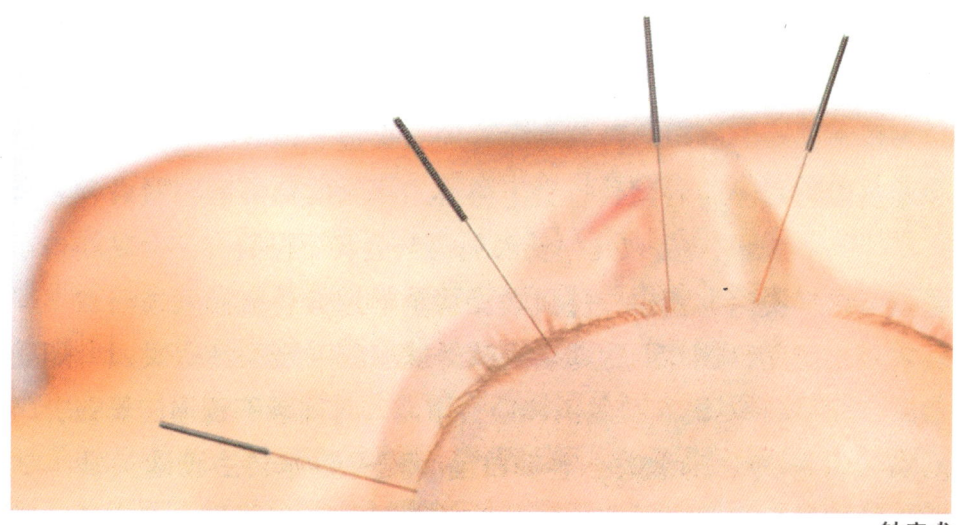

针麻术

由螺旋丝口衔接，前节较细，长12厘米，后节较粗，长10厘米，针头长6厘米，两端针尖嵌有3000高斯磁铁，针头一端形如绿豆大圆粒状，名曰磁圆针；另一端形如梅花针头状，名曰磁梅花针，各有其用。

磁圆针使用时，以右手紧握针柄，右肘屈曲为90度，以右腕部之上下活动的力量，循经叩击穴位，每穴反复叩击5～10次，顺经叩打为补法，逆经叩打为泻法，主要用于皮肤病的治疗。

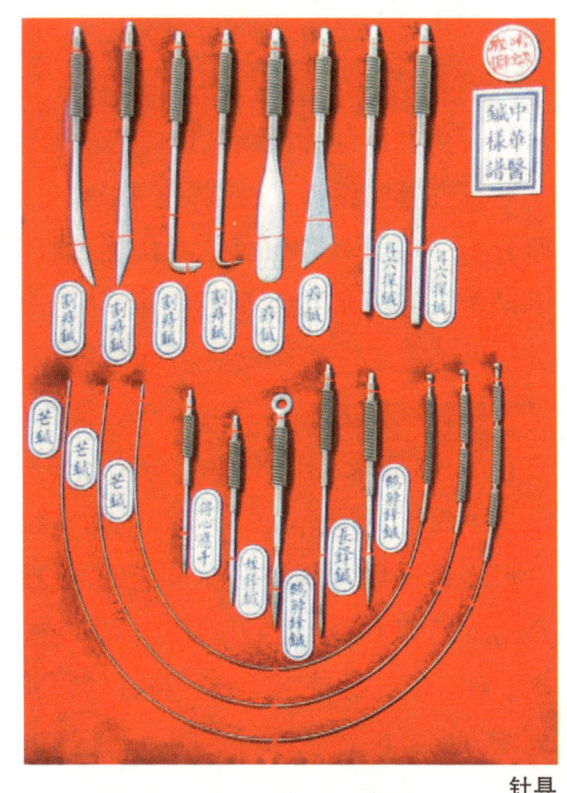

针具

本针循经叩击可通经活络、活血化瘀，具有磁疗、圆针和梅花针循经捶叩三种针治疗的综合作用。可泛治许多常见疾病，如软组织损伤、肩周炎、胃下垂、动脉炎、静脉炎、小儿夜尿症、动脉硬化、轻度静脉曲张、蚊虫叮伤、跌损性血肿痛、鹅掌风、神经性皮炎等病。此外，对风湿、类风湿性关节炎、虚劳疾患、神经衰弱、脱肛、子宫脱垂均有疗效。

提针全长12厘米，针柄9.5厘米长，系不锈钢制作；针体长2.2厘米，是不锈钢制作，针头大小、

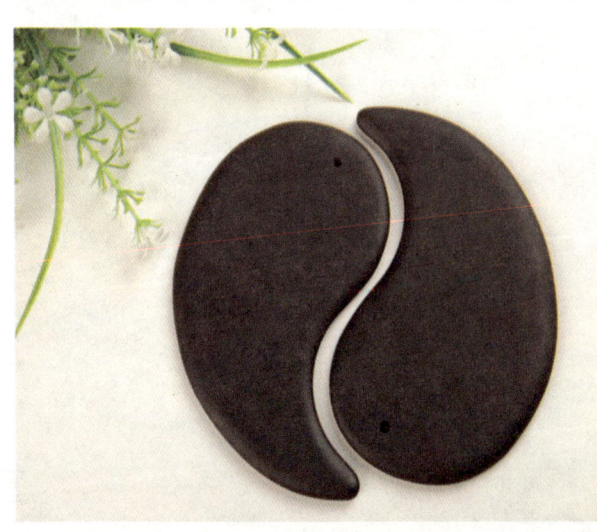

砭石

形态如黍粒状，直径约 0.3 厘米。

摄持手法同铍针，以拇、食、中三指持钢笔式姿势紧摄，然后在一定的穴位、刺激点按压片刻，以形成明显凹坑，有针感为准。

主用于小儿按摩，治疗疳积、吐泻、消化不良，也用于寻找压痛点、疾病反应点，还用于火针点刺前压痕点穴以作标志，亦可用作火提针。

锋勾针为不锈钢制成，针长 12 厘米，中间粗而长，两端细而短，针头勾回，呈 110 度角，针尖锋利呈三棱形，三个棱皆成锋刃。针之两端勾尖、粗细各异，随病选用。

第七章 针灸是中国古代医学重要的一部分

迷你知识卡

麝 香

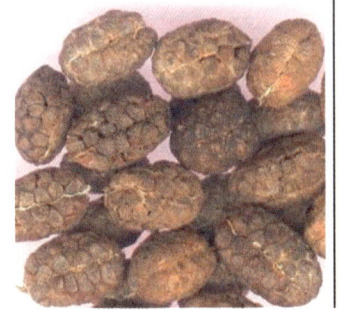

麝香为雄麝的肚脐和生殖器之间腺囊的分泌物，干燥后呈颗粒状或块状，有特殊的香气，有苦味，可以制成香料，也可以入药，是中枢神经兴奋剂，外用能镇痛、消肿，简称"麝"。

第八章
针灸可治疗的各种病症

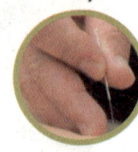

针灸配合电刺激治肩周炎

肩周炎是以肩关节疼痛和活动不便为主要症状的常见病症,本病的好发年龄在50岁左右,女性发病率略高于男性,多见于体力劳动者。属于中医"痹证"的范畴。

肩周炎持续的疼痛又是引起和加重关节活动障碍的主要原因。可分为肩周炎的粘连前期和粘连期。

粘连前期:主要表现为肩周部疼痛,夜间加重,甚至影响睡眠,肩关节功能活动正常或轻度受限。

粘连期:肩痛较为减轻,但疼痛酸

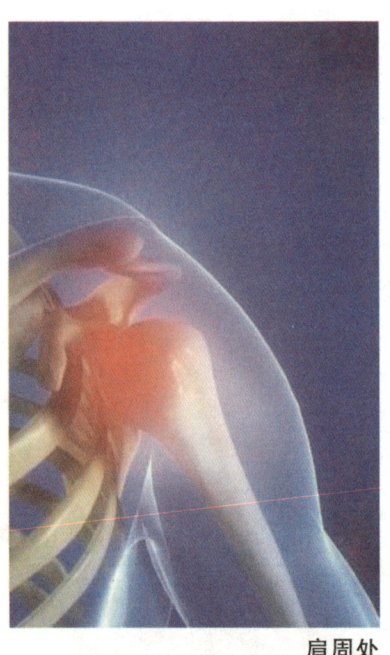

肩周处

重不适,肩关节功能活动受限严重,各方向的活动范围明显缩小,甚至影响日常生活。

经皮神经电刺激是一种类似于电针的缓解疼痛技术,可以改善机体多种原因引起的疼痛。运用经皮中医穴位针灸配合电刺激治疗肩周炎，镇痛效果较好，也易为针灸医生所接受和掌握。

取穴：肩周炎患侧穴位，隔次交替使用，外关与合谷。选用韩氏经皮神经刺激仪。两对电极，带有直径为3厘米的不干胶电极板分别粘贴连接肩部二穴和合谷、外关二穴。

中医温针与艾灸治疗雷诺氏病

雷诺氏病发病原因多与寒冷、疲劳、情绪波动及精神紧张刺激等有关。古方中医疑难病研究所中医专业人士表示：雷诺氏病冬季频发，寒冷是最常见的病因。

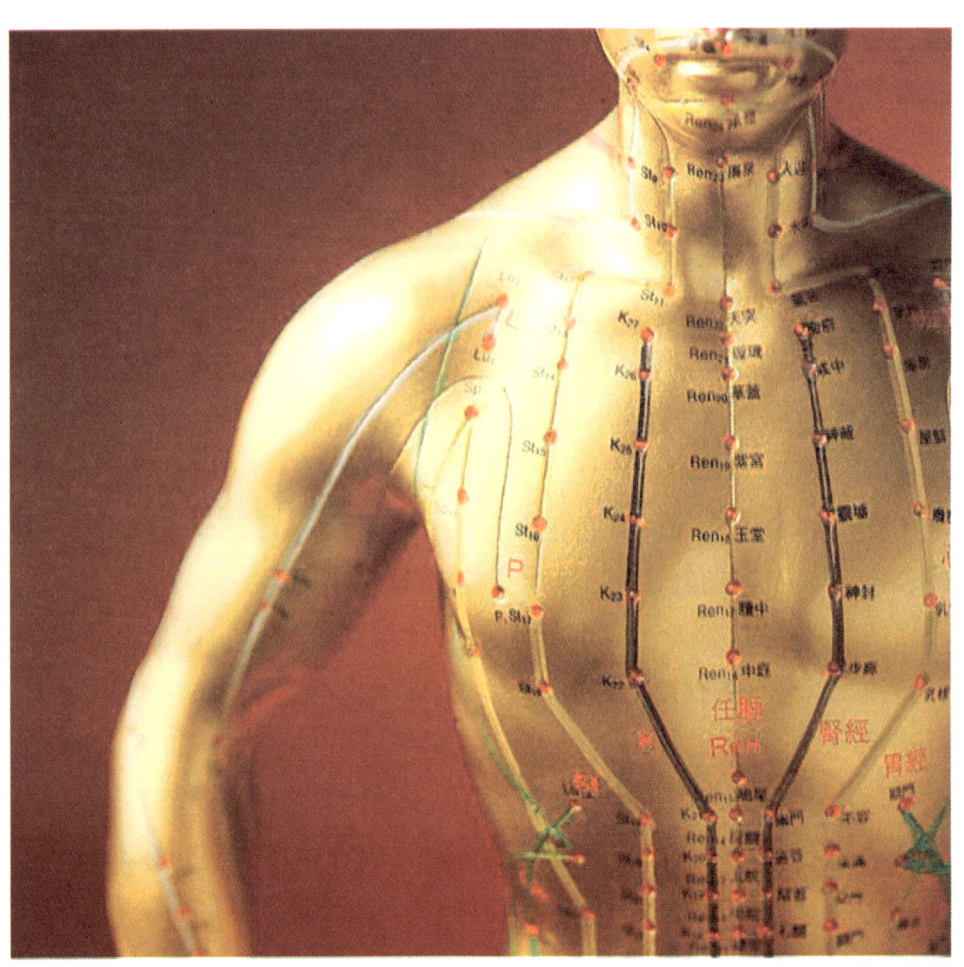

铜人身体穴位图

古方中医专业人士指出：雷诺氏病又称作"雷诺氏综合征"，归属于中医学"痹症""伯仲厥寒"的范畴。主要侵犯上肢，典型发作表现为指（趾）末端发作性苍白、青紫、潮红得三相反应，伴有局部麻木、疼痛，一般在遇暖后会很快缓解，持续时间长短不一，多为几分钟至十几分钟。

古方中医专业人士认为：雷诺氏病是由于情志不畅或脾肾阳虚，感受塞邪侵袭，客于经脉，寒凝络阻，气血瘀滞郁久化热所致。防治雷诺氏病遇冷后发作，用温针或艾灸之法配合中医中药治疗，可快速温通经脉，活血化瘀，缓解及治疗雷诺氏病的症状。

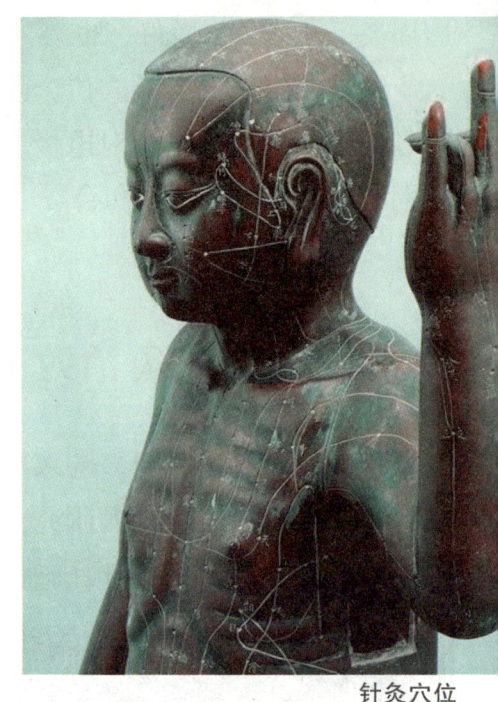

针灸穴位

中医温针与艾灸治疗雷诺氏病取穴：主穴，极泉、臂中、阳池、三阴交；配穴，兼郁症配合谷、太冲，体虚配关元、足三里。

中医温针与艾灸治疗雷诺氏病的操作方法：温针，阳池穴针刺得气留针之际，切艾条寸许，置针柄上，点燃温针，足三里亦如此，余穴施常规针法。

艾灸：令患者每晚配合自行使用艾灸阳池、足三里，每穴30分钟，以局部皮肤潮红为度，每周治疗6次，4周为一疗程。

古方中医专业人士提醒：中医温针与艾灸治疗雷诺氏病需持之以恒，安全起见，建议在中医师的指导下进行，必要时配合中医中药治疗。

运用古方秘方，通过祛寒、温阳、通脉等方法进行辨证施治，内服外敷相结合，调节脏腑功能，改善增强患者体质，起到标本兼治，使患者的患肢彻底恢复，从此远离病痛的折磨，愈后无需继续药物治疗。

针灸可治急性结膜炎

急性结膜炎是细菌或病毒所致的急性流行性结膜炎症，为常见的外眼病。临床表现为睑结膜及穹窿部明显充血，眼有发烧感及轻度异物感，黏液性或黏脓性分泌物大量产生。严重者眼睑浮肿。

急性结膜炎中医俗称为"红眼""火眼"；配合针灸刺血疗法可明显缩短病程，具体介绍如下：主穴，耳尖、耳背静脉、压痛点；配穴，太阳、攒竹、睛明。

压痛点位置：以毫针柄或火柴棒，在患者双耳垂上均匀按压，寻得相互对称压痛明显之点。此点与周围皮肤略异，肤色稍深且呈粟粒大小之结节；如测不出，可以眼点代替。

主穴可单取1穴，亦可结合应用。疗效不明显时再加用配穴1~2个。手指反复揉捏耳尖至充血，将耳前折，以三棱针挑破，或在耳背隆起最明显之血管、耳垂压痛点刺血，并用拇食指挤压，一般出血4~5滴，重者7~10滴。太阳、攒竹点刺并挤出绿豆大血珠。睛明浅刺约4~5分，不做提、插、捻、转，留针15分钟。每日1~2次，双耳交替轮用。

冬季补肾艾灸疗法

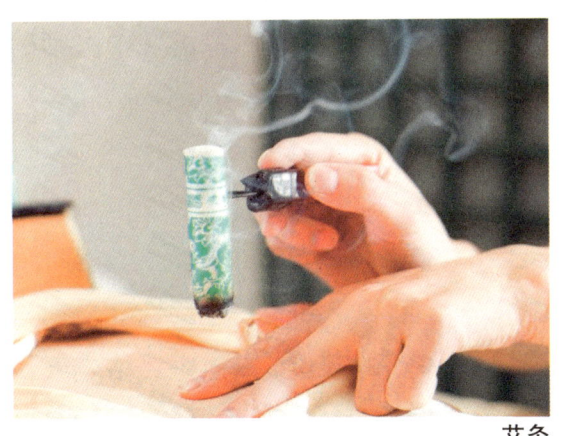

艾灸

中医认为肾藏精，肾精生化出肾阴和肾阳，对五脏六腑起到滋养和温煦的作用。肾是先天之本，脾胃是后天之本。脾肾一虚，正气则虚，邪气则盛，因此扶养正气贵在温补脾肾。

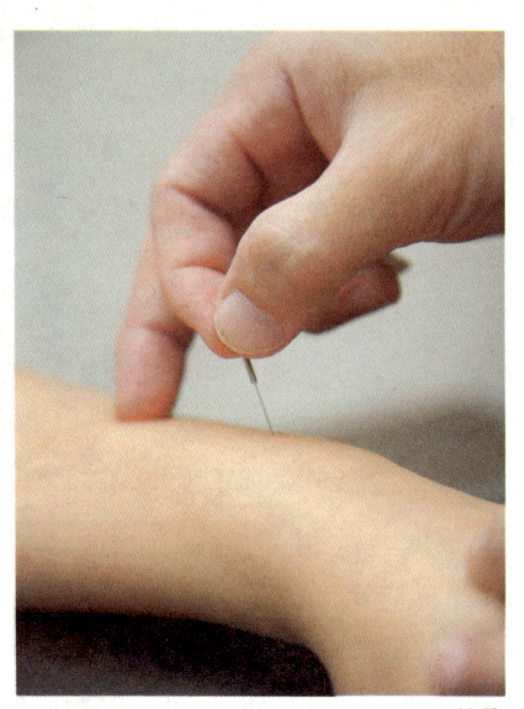

按推

脾气虚弱之后，消化食物的功能必定降低，我们体内没有足够的食物运化之血来滋养五脏六腑，就会让病人的肢体末端由于艾灸血流不畅，血运不足，失其温运，导致手脚冰冷。

另外，在冬季长期体力透支、压力过大，肾中精气会出现快速亏虚，不及时给予补养和治疗，肾中精、气、神、血就会过度消耗与透支。"肾为五脏之母"，肾虚了，脾胃功能也会下降。

艾灸一种使用以艾绒为主要材料制成艾炷或艾条，点燃后熏熨或温灼体表腧穴的灸法。中医认为，温补者，莫过于灸法，灸者，乃艾之火攻，能壮人阳气，益人真阴。在这里，"灸"就是平时我们说的艾灸。

冬季补肾艾灸疗法有6大功效：通经活络、行气活血、祛湿逐寒、消肿散结、回阳救逆、防病保健。针所不为，灸之所宜。灸法虚寒者能补，郁结者能散，有病者能治，无病者灸之可以健身延年，这说明灸法在某些方面是优于针法的，建议有条件者可在中医师的指导下进行，已获冬季补肾之目的。

中医针灸可以养生

针刺保健，就是用毫针刺激人体一定的穴位，以激发经络之气，使人体新陈代谢旺盛起来，从而起到强壮身体、益寿延年的目的。

此种养生方法，就是针刺保健。针刺保健与针刺治病的方法虽基本相同，但着眼点不同，针刺治病着眼于纠正机体阴阳、气血的偏盛偏衰，而针刺保健则着眼于强壮身体，增进机体代谢能力，旨在养生延寿。

也正因为二者的着眼点不同，反映在选穴、用针上亦有一定差异。若用于保健，针刺手法刺激强度宜适中，选穴不宜多，且要以具有强壮功效的穴位为主。

保健灸法是中国独特的养生方法之一，不仅可用于强身保健，也可用于久病体虚之人的康复。所谓保健灸法，就是在身体某些特定穴位上施灸，以达到和气血、调经络、养脏腑、延年益寿的目的。

大椎穴、手足三阳及督脉之会，属督脉，在第7颈椎与第1胸椎之间，大椎穴又名"百劳穴"，是督脉、手足三阳经、阳维脉之会，有"诸阳之会"和"阳脉之海"之称。

正坐低头，该穴位于人体的颈部下端，第七颈椎棘突下凹陷处。若突起骨不太明显，让患者活动颈部，不动的骨节为第一胸椎，约与肩平齐。

此穴有解表、疏风、散寒、温阳、通阳、清心、宁神、健脑、消除疲劳、增强体质、强壮全身的作用，现代研究发现艾灸大椎穴，可增加淋巴细胞的数量，提高淋巴细胞的转化率和形成率，具有提高机体细胞免疫的功能。艾灸此穴，可用于老年人。

背畏寒，用脑过度引起的疲劳、头胀、头晕，伏案或低头过度引起的颈部不适、颈椎病，血管紧张性头痛等。

大椎穴还有明显的退热作用，艾灸大椎穴，能防治感冒、气管炎、

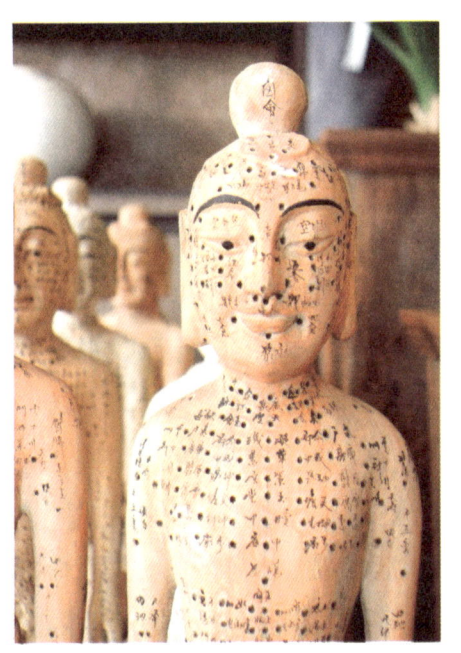

针灸人偶

肺炎等上呼吸道感染，还可用于肺气肿、哮喘的防治。

人体穴位配伍：配肺俞穴治虚损、盗汗、劳热；配间使穴、乳根穴治脾虚发疟；配四花穴治百日咳；配曲池穴预防流脑；配合谷穴治白细胞减少；配足三里穴、命门穴提高机体免疫力；配大椎穴、定喘穴、孔最穴治哮喘；配曲池穴、合谷穴泻热；配腰奇穴、间使穴治癫痫。

传统中医理论认为，人体内有14条看不见的经络，能运行气血，联系脏腑，沟通内外，是贯串上下的通路。通过针灸经络穴位，可以改善身体健康状况、治疗疾病，并且起到保健的效果。

经络"内属脏腑，外络肢节"，与脏腑的关系非常密切。经络是病邪由体表进入体内的途径，也是脏腑与体表组织之间病变相互影响的通道。

故脏腑的病变可反映于经络，或通过经络反映于体表；外界致病因素也可通过经络引起脏腑功能失调，从而产生疾病。

经络表面有360个针刺点，又叫"穴位"，这些点可以平衡和储存流动的气。气指一种在经脉中运动的看不见的能量或者电磁能。针灸可以调整气的运行，通过经脉管理身体的各个系统，如神经、免疫、循环系、肌肉等。

针灸治疗通过对穴位的刺激和温煦起到疏通经脉、行气活血的作用，改善了病变部位的气血运行状态，从而改善了病痛处营养状态，恢复其正常的生理活动，即经络通畅，脏腑恢复相对阴阳平衡。

现代研究认为：中枢神经系统除有痛觉中枢外，在

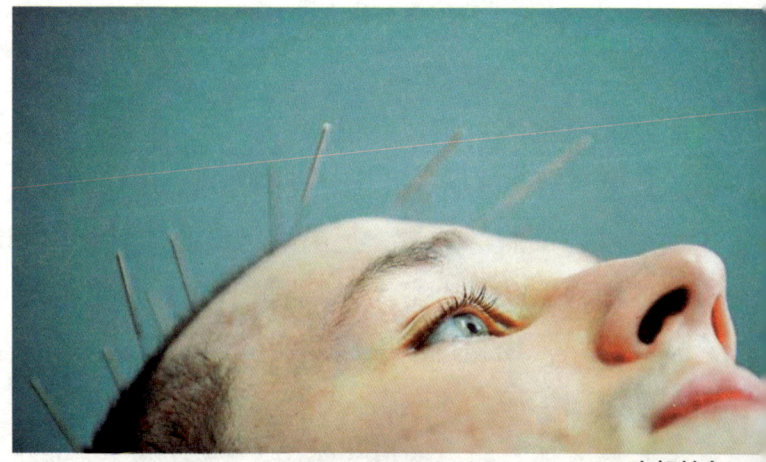

头部针灸

中枢各级水平还有"痛觉调制系统",可抑制痛觉向中枢传递。

针刺信号进入中枢系统后,激发了从脊髓、脑干到大脑各个层次许多神经元的活动,激活了机体自身的镇痛系统,使镇痛物质如 5-羟色胺、乙酰胆碱、内源性阿片样物质等分泌增加,从而产生明显的镇痛效果。

针灸镇痛原理已深入神经细胞、电生理学和神经递质,如脑腓肽等分子水平。西方科学家在研究针灸镇痛的实验中,认为针灸可以激发在身体的自然止痛物质释放,从而缓解疼痛。

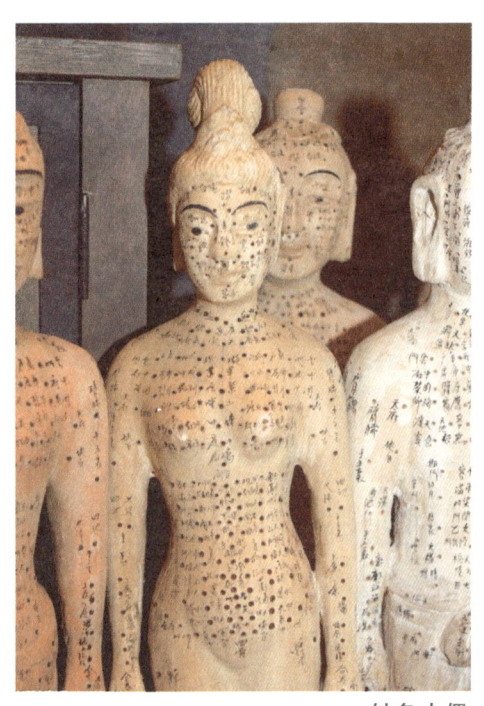

针灸人偶

需要指出的是,针灸止痛的效果有一个迟缓发作效应,它们缓慢增加,甚至当取针后,才会感到它的止痛效果。治疗几次后效果会更明显。这种效果在停止针灸治疗一段时间后会消失。

此外,针灸还有抗炎、止痛、解痉、抗休克和抗麻痹的作用。

水肿是全身气化功能障碍的一种表现,与肺、脾、肾、三焦各脏腑密切相关。依据症状表现不同而分为阳水、阴水二类,常见于肾炎、肺心病、肝硬化、营养障碍及内分泌失调等疾病。

阳水主症:发病急,初起面目微肿,继之则遍及全身,腰以上肿甚,皮肤光亮,阴囊肿亮,胸中烦闷,呼吸急促,或形寒无汗,苔白滑,脉浮紧,或咽喉肿痛,苔薄黄,脉浮数。

取肺、脾经穴为主。针用平补平泻法,以宣肺、解表、利水;表邪退后,宜参用阴水治法。

阳水为病,系肺气失宣,水湿内停所致,腰以上肿宜发汗,故取列缺、合谷发汗解肌,通利肺气;腰以下肿宜利小便,故取偏历、阴陵泉利小便以消水肿；委阳为三焦下合穴，功可调三焦气化功能以消水肿。

阴水主症：发病较缓，足跗水肿，渐及周身，身肿以腰以下为甚，按之凹陷，复平较慢，皮肤晦暗，小便短少，或兼脘闷腹胀，纳减便溏，四肢倦怠，舌苔白腻，脉象濡缓，或兼腰痛腿酸，畏寒肢冷，神疲乏力，舌淡苔白，脉沉细无力。

取足太阴、少阴经穴为主。针刺用补法，并用灸法，以温补脾肾，利水消肿。

阴水病因脾肾阳虚，针灸脾俞、肾俞、复溜可温脾肾元阳，促三焦气化；灸水分利水以消水肿；灸关元培补元气以温下焦；补三阴交健脾利湿，通利小便。

带状疱疹是由病毒引起的，夏秋季高发，以沿单侧周围神经分布的簇集性小水疱，发疹部位常伴有明显甚至剧烈疼痛的病毒感染性疾病。缓解疼痛是带状疱疹治疗的重要方面。

中医针刺带疹穴治疗带状疱疹疼痛取得较好疗效。

带疹穴位于小指背末节横纹中点。

一般取健侧带疹穴，老年人或疼痛较重者可两侧取穴。得气后持续捻转并予以强刺激，直至疼痛消失，留针30分钟，隔5分钟行

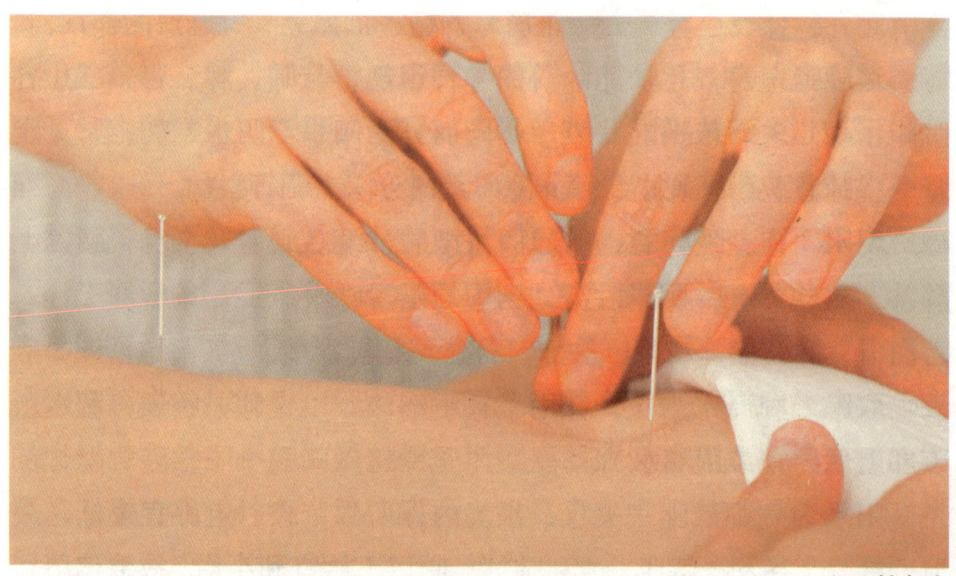

针灸中

针1次。一般视病情连续针刺3天即可。

中医专家认为,带疹穴治疗带状疱疹取穴少,止痛效果快速,病人痛苦小,可以作为带状疱疹的一种辅助治疗方法。

偏头痛是临床上常见的一种血管性头痛,属于中医的"头痛""头风""厥头痛""头痛"等范畴。

多为感受外邪,或情志内伤,或饮食不节,久病致瘀使营卫不和、气机运行不利造成肝、脾、肾等脏腑功能失调,进一步导致气血亏虚或痰浊内生,阻于经络使脑海失养所致,治宜调和营卫,通络止痛。

取合谷、太冲、液门透中渚、太阳透率谷针刺,取效良好。具体操作如下:

令患者取舒适的仰卧位或患侧在上的侧卧位,将穴位处充分暴露,常规消毒后毫针直刺合谷、太冲各1寸。

患者自然握拳,毫针针身与手背平行由液门穴刺入沿第四、五掌骨间透刺向中渚穴,术者左手拇指食指将太阳穴局部皮肤自然捏起,右手持毫针针身与颞部平行,由太阳穴进针透向率谷穴。

合谷、太冲施以平补平泻捻转手法1分钟,液门透中渚施以缓慢的小幅度提插手法,以有麻胀感向臂肘肩部传导为度,太阳透率谷施以大幅度缓慢捻转手法10次。

留针20分钟,其间合谷、太冲加强手法一次,其余穴位不做任何操作。起针时太阳穴处需挤出由黑红转至淡红的血。每日一次,连续针刺三次为一疗程。

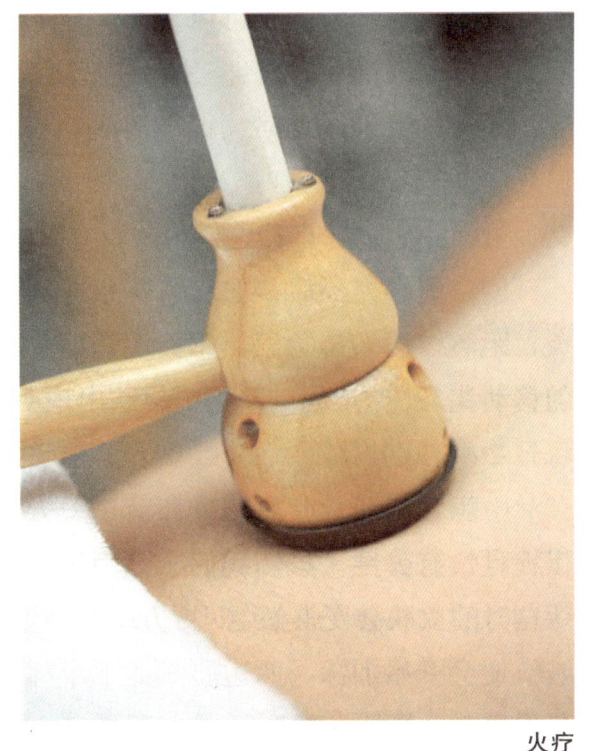

火疗

艾灸保健，对冬季出现的身体乏力、关节酸痛、连续感冒等虚寒症状，具有很好的调理作用。其操作方法方便、简单，适合家庭养生保健之用。

家庭艾灸时，可以将艾炷放于姜片、蒜片上灸疗，被称为"隔蒜灸""隔姜灸"，这种灸法一方面不会伤及皮肤，另一方面也可以发挥蒜和姜的药用功效，增加保健的作用。

也可用"悬提灸"，把艾条点燃在身体不适的部位上方2～3厘米处轻绕圈子。此外，还可以直接购买一个艾灸器。只有在遇到了一些非常顽固的病症时，才在专业医师的指导下进行"直接灸"。

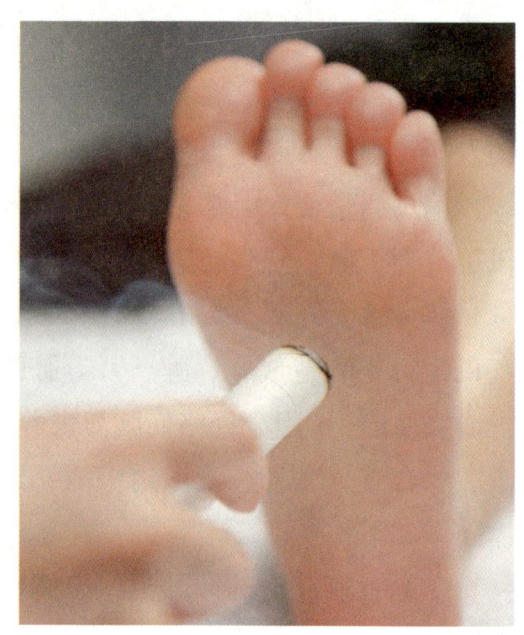

火灸

身体较为虚弱的人可以在肚脐以下、丹田部位进行艾灸，长期坚持可以收到很好的强身健体和抗衰老的效果。

艾灸具有温通经络、行气活血、拔毒消肿作用，可直接作用伤口局部，扩张血管，加速血液循环，促进创口愈合。对于面部创口，艾灸可消除疤痕，有美容作用。

创口消毒换药后，取用清艾条或药艾条点燃对准创口回旋温和灸，距离以病人自觉温热感而无灼痛为度，以创口为中心，缓慢均匀移动艾条，灸至创口及周围皮肤出现明显红晕，每次20～30分钟，每日2次。

中年女性的骨胶原制造和荷尔蒙分泌开始减少，肌肤渐渐变得粗糙且没有弹性。虽然我们会因为年纪渐增而越见妩媚，但无可否认这时的皮肤会变得松弛，古方中医养生提醒，如果再不加以保养，皱纹便会开始加深，两边脸颊的下半部也会开始松弛，一些色斑、老人斑亦会慢慢地现形。

保养重点在于如何补救、增加皮肤的弹性，让肌肤恢复光泽及促进荷尔蒙分泌，并逆转令皮肤衰老的时钟，散发成熟美。

此外，还可以直接购买一个艾灸器。为了有一个好的效果，建议在中医师的指导下进行，以求满意疗效并防烫伤。

针灸的神奇养生功效

中医针灸可排毒养生，同时还能防病治病。现在很多的年轻人都选择用针灸的方式来养生，但你知道哪些体质的人群适合针灸吗？

阳虚内热造成体内生津不足，即体内缺乏水汽，过多热量积攒于体内，加速脂肪囤积。表现为手脚总是出汗，经常出现口干现象，即使不画彩妆也经常面色绯红。

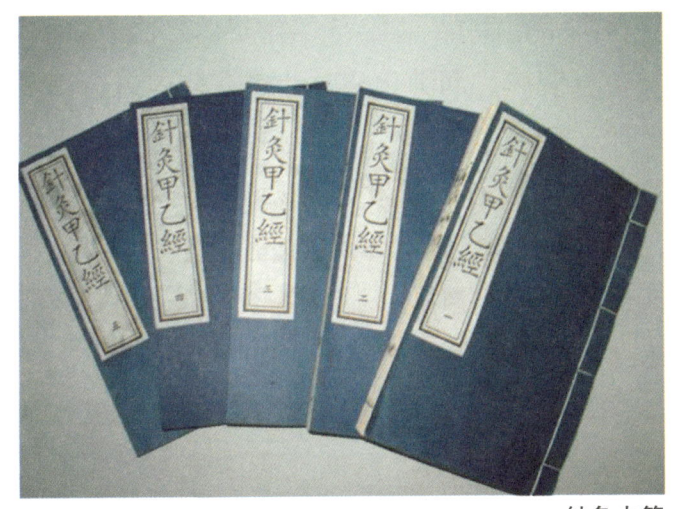

针灸古籍

补水，加速体液循环，燃烧脂肪。

春日养阳，在阳春之际多服用补充营养的美食，如羊肉、狗肉、鸡肉，提升体内阳气。营养法瘦身不仅仅在于吃，还要吸收阳光的"营养成分"，这样人体吸收营养之精华，配合天地阳旺之时，改善阳虚体质，驱散内热，补足生津，以达到瘦身的目的。

耳针减肥早已被大家熟知，它也是阳虚内热体质的最佳之选。因为耳朵上分布着内分泌穴、梁门穴、渴点穴，用耳针点穴，可调节内分泌，解决体内生津不足的问题，从而提高瘦身的效果。

天气已经转暖，但依然怕冷，经常手脚冰凉。即使生活习惯良好，运动规律，但体重还是上升。这很可能是由于先天性不足所造成的脾肺两虚。

中医认为肺主水，当肺脏功能不佳，体内的水汽化效果不佳，淤积于体内，就会导致瘦身屡战屡败。专家解惑：瘦身秘诀在于健脾润肺，改善水在体内的汽化，从根本上解决瘦身问题。

食疗法减重、强身完美兼顾，保持身体良性循环，提升肺部功能。银耳莲子羹最好能出现在晚餐后的甜品单中，可以补肺固表、益气健脾，润肺化痰。让水在体内进行良性的汽化，体重自然也会有效控制。

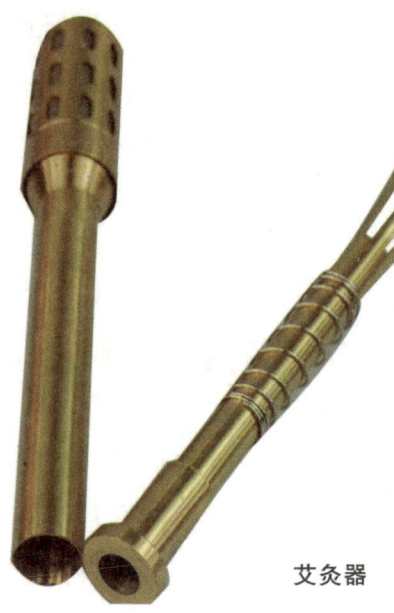
艾灸器

足底穴位丰富，而涌泉穴可以有效刺激肾经畅通，提高肺脏功能，调节脾肺虚弱的问题，从根本上清除瘦身障碍。买一个檀木足浴盆，放入薰衣草精油或者天山藏红花足浴盐，对足底各穴位进行刺激时能让肺脏强壮，并加速身体脂肪代谢。

气血在体内瘀滞也造成体重上升。肝郁气滞体质的女性不仅受到体重问题困扰，还经常月经不调、心情焦躁、失眠。专家解惑：活血化瘀，疏肝理气是必需之选，肝经疏通，心情放松，体重自然回落。

上班族常见病主要有头痛、胃肠疾病、抑郁等疾病。中医讲究人体内的"气"，以及"气"在人体内的贯通。假如这股"气"

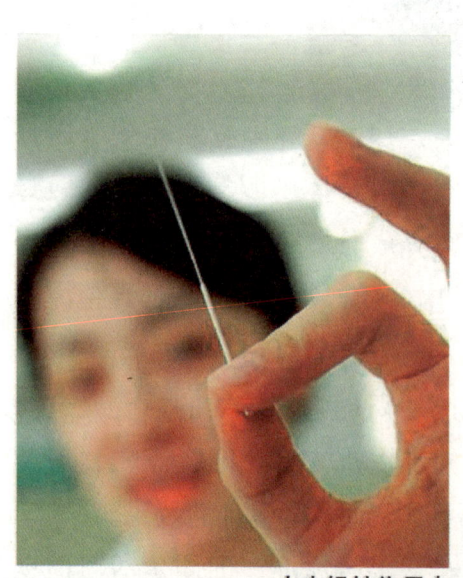
小小银针作用大

被阻塞了，身体就会出现疼痛或疾病。针灸可以让这股"气"融会贯通，往风邪，止疼痛。

假如你的头痛反复发作或痛感持续数天，针灸能有效降低头痛的发作频率。

德国研究职员研究了 11 名频繁出现紧张型头痛的病人，在这些人中，近半数采用针刺疗法，另一半使用止痛剂和其他疗法。结果发现，前者出现头痛的天数下降了 50％，而后者的头痛天数则只下降了 16％。

因此，针灸是一种减少头痛发生率和减轻头痛症状的预防性疗法。

针灸可缓解身体的基本压力，这是治疗胃肠疾病的关键。人身体的压力与一些胃肠疾病症状如消化不良之间有着密切联系，在缓解压力和治疗疾病方面，针灸已有好几百年的历史。用针灸治疗胃肠道疾病，比起用解酸药来治，效果好得简直不是一星半点。

在一项研究中，吃解酸药已经无效的慢性胃灼热患者在接受了每周两次的针灸治疗后，症状明显改善。

尤其比起那些只服用大量西药的患者，他们的胸部疼痛次数降低了 82％，胃灼热次数减少了 83％，胃反酸次数降低了 77％。研究者推测针灸疗法起到降低胃酸分泌和加速食品消化的作用，并减少流回食道的胃酸。针灸疗法似乎还可以减少食道部位的痛感。

很多受伤的运动员都用针灸疗法来缓解疼痛，治疗肌肉劳损。针灸可加速人体内含氧血液流向患处，可以加快恢复。

针灸疗法在治疗踝关节扭伤、肌肉疼痛、肘部发炎

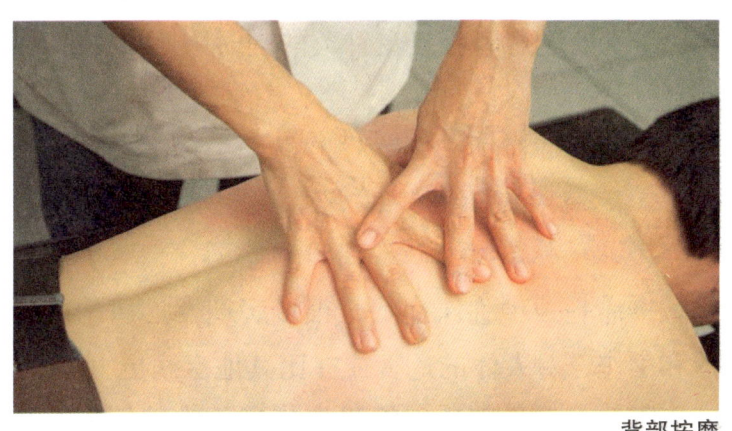

背部按摩

第八章　针灸可治疗的各种病症

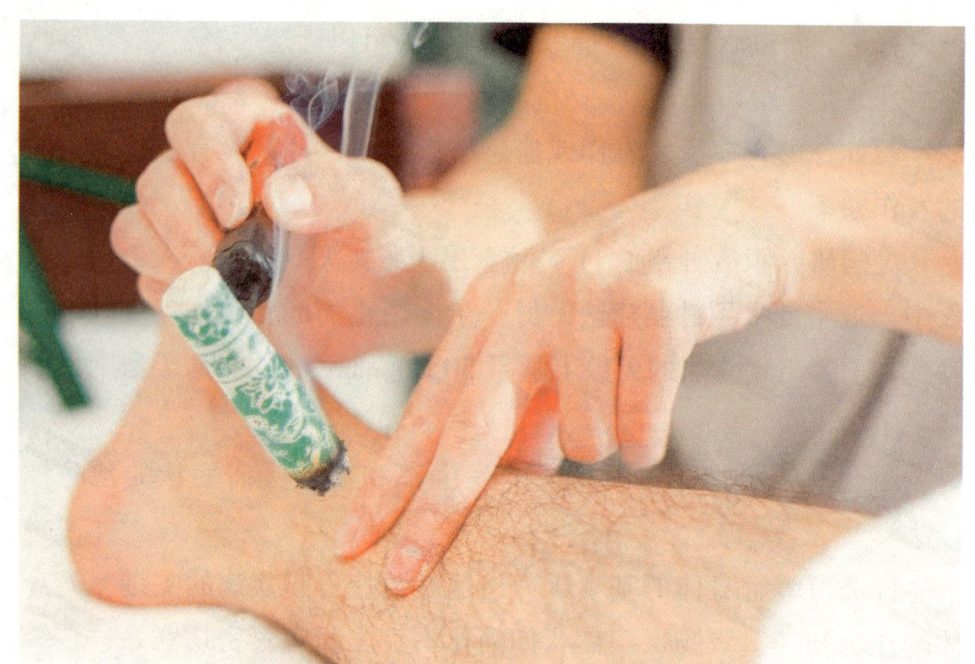

艾灸

和肌腱炎上有极佳的疗效。研究发现，在同样患有慢性肌腱炎或慢性关节炎的患者中，接受了6个疗程针灸治疗，每周一次，每次20分钟的患者，比那些以为自己接受了针灸治疗而实际针并没有刺进皮肤的患者，疼痛感减轻了，行动不便也缓解了。

除此以外，另一份研究报告表明，在运动得精疲力竭后，接受针灸治疗的人在24小时和48小时之后，身体的痛感明显小于那些没有被针灸的人。

针灸疗法对于伴有严重焦虑的抑郁症患者有着很好的疗效。在实验中，有的患者在接受针灸的同时服用抗抑郁药物氟西汀。

中医火针驱除痛症

疼痛是一种临床症状，很多病理性疼痛均能严重影响患者的生活和工作，对人体的危害往往比其他疾病更大。

因此，世界卫生组织将疼痛定位为继体温、脉搏、呼吸、血压

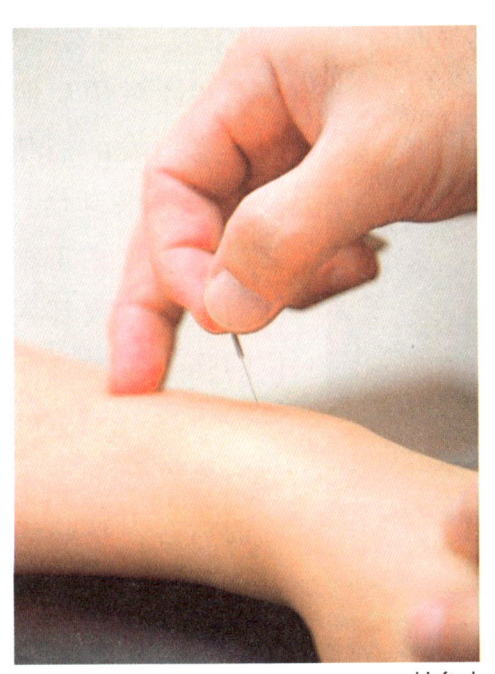

针灸中

之后的人类第五大生命指征。针对这一临床痛证，黑龙江中医药大学附属第二医院针灸五病房金泽教授采用火针疗法给予止痛，取得了良好效果。

火针疗法是祖国医学宝库针灸学中的瑰宝之一，源远流长。

《灵枢经》记载有"燔针""焠刺"。《针灸大成》记载"火针即焠针，频以麻油蘸其针，灯上烧令通红用方有功；若不红，不能去病，反损于人。"

火针有祛风、驱寒、除湿、软坚散结、祛腐生新、温通经络、活血化瘀、促进新陈代谢、加强免疫力、增强抵抗力的作用，对内、外、妇、儿等各科均有广泛的适应证，尤其适用于颈肩肌筋膜炎、带状疱疹后遗神经痛、肩肘综合征、软组织损伤等疾病。

颈肩肌筋膜炎堪称常见的文明病，多发生于白领阶层、学生族群等长时间使用计算机的工作者。

由于人们长时间保持固定姿势，而且经常要超时赶工，肌肉紧绷，导致肌筋膜炎的概率大为增加，其好发部位以颈、肩、脚、腰背及臀部为主，出现肌肉紧张、酸胀、疼痛、活动受限等症状，虽不致威胁生命，但发作起来亦很痛苦，患者常会因疼痛而致睡眠质量不佳，工作效率降低，情绪低落，甚至影

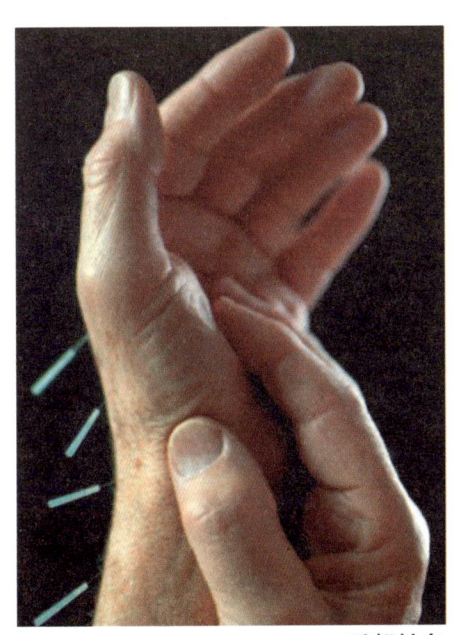

手部针灸

第八章 针灸可治疗的各种病症

响生活功能和质量。

火针对颈肩肌筋膜炎引发的痛楚及劳损效果奇佳。其治病机理在于火针的温热对皮部穴位的强烈刺激可激发经络之气，由外至内，鼓动全身正气的运行，唤起患者机体的内在抗病潜力，调整脏腑及营卫气血，进而达到扶正祛邪、自我恢复的目的。

在《黄帝内经》《灵枢经筋》《针灸聚英》等古典医

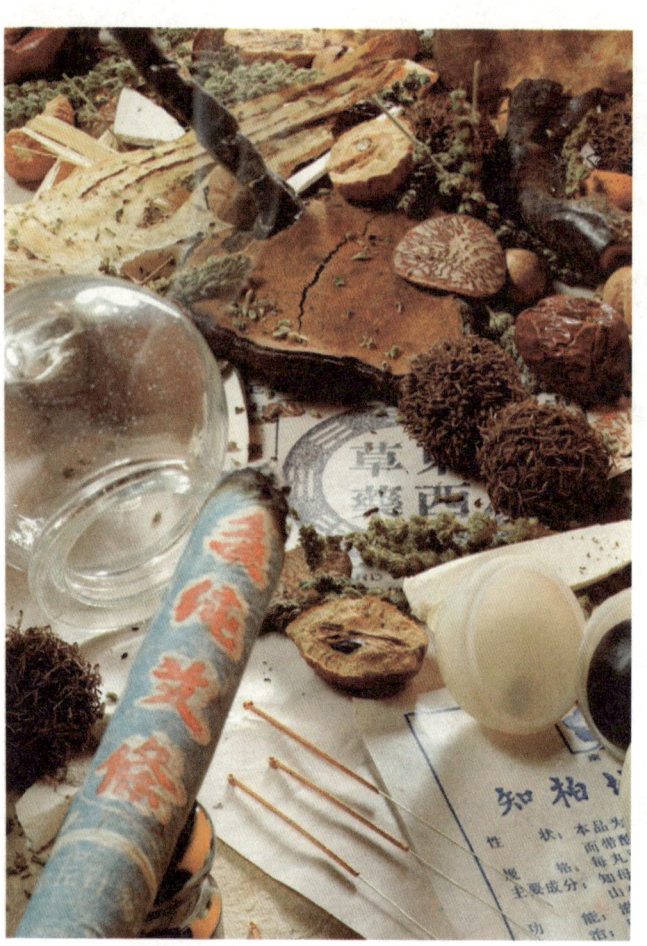

艾灸

学专著中均有火针用于筋病的记载，详细论述了全身十二经筋病证，强调"治在燔针劫刺，以知为数，以痛为腧""凡症块结积之病，甚宜火针"等。

现代有关临床研究报道指出，以火针直接刺入病灶及反射点，能迅速消除或改善局部组织水肿、充血、渗出、勃连、钙化、挛缩、缺血等病理变化，从而加快循环，旺盛代谢，使受损组织和神经重新修复。

火针携高温直达病所，针体周围微小范围内病变疤痕组织灼至炭化，使板滞的组织得到疏通松解，局部血液循环状态随之改善。通过多次淬刺之后，机体对灼伤组织充分吸收，新陈代谢加快，条索状筋结物逐渐缩小直至消失。

发扬针灸特色的意义

中国针灸在几千年的发展历程中，经过长期的历史沉淀，形成非常鲜明的特色。

针灸疗法不同于药物疗法，它不能直接消除病原体，也不能补充机体必不可少的化学成分，而是通过调整机体的生理功能，激发机体固有的抵御疾病和自我修复的能力，以达到医疗和保健的目的。

有些疾病即使表面看来不是针灸适应证，针灸仍然可以作为辅助疗法加以应用。例如骨折，针灸虽不能代替骨科的整复、固定，却可以帮助消肿、止痛，促进骨痂形成，加速愈合。对健康人也可以进行针灸，因为针灸还有增强免疫力和延缓衰老的作用。

腧穴是针灸学中特有的概念，以腧穴为施术部位是针灸的又一特色。我们今天所说的腧穴，既包括传统意义的经穴、奇穴、阿是穴，又包括各个微小针刺系统之中的针灸施术部位。用特制的针形工具刺入腧穴，或者以燃烧着的艾绒熏烤烧灼腧穴，是针灸操作的基本方式。围绕这个基本方式，形成数十种针刺疗法与灸疗法，其中的毫针疗法，又发展出多种得气、候气、行气、补气、泄气、调气的手法，用以调控经络之气。

疗效是针灸医生的永恒主题，强调保持与发扬针灸特色的根本目的，就是为了提高疗效。

自古以来，针刺和灸疗就在针灸学术领域各

第八章 针灸可治疗的各种病症

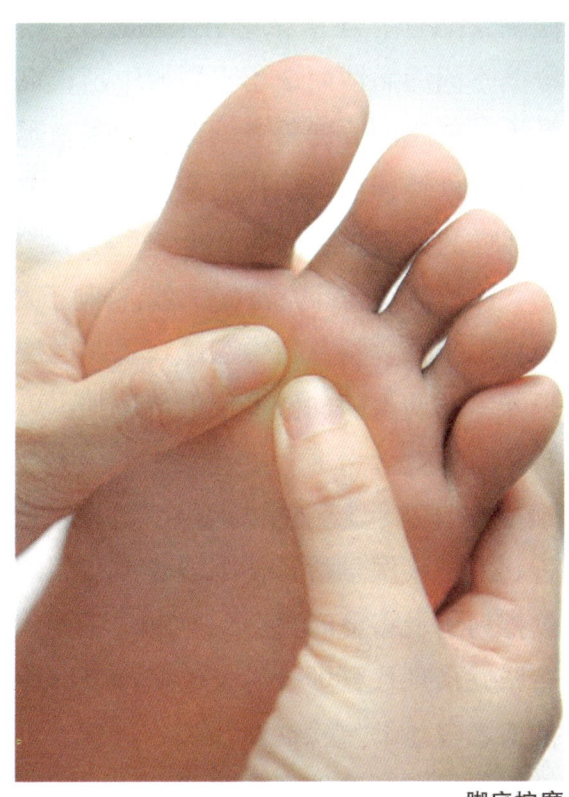

脚底按摩

占一半。《黄帝内经》说："针所不为，灸之所宜"。据古书记载，皮肤感染、结核病、癔症发作、中风、哮喘、小儿惊厥及多种虚证、寒证，灸疗的效果显著。

现代研究证明，灸疗的作用不只是物理治疗作用，艾绒燃烧时的生成物还会起到药物治疗作用。事实上，传统灸疗法除使用艾绒外，还常常

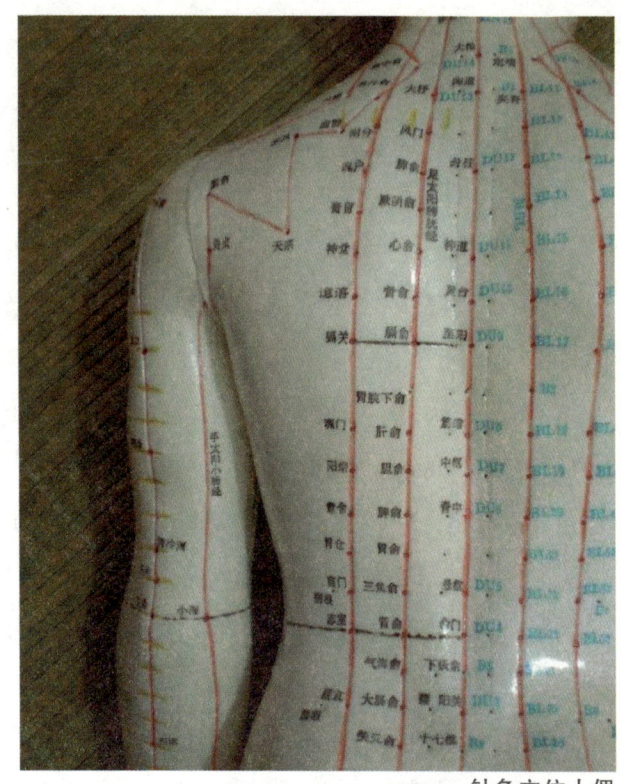

针灸穴位人偶

根据不同的病情而选用不同的中药，可见灸疗法的药物治疗作用也是不可忽视的。近年来，有些医生为了避免灸疗时的烟熏火烤，总想用红外线照射来取代灸疗法，其实这种局部热疗，既不会引起灸疗那样的得气效应，更不能产生灸疗那样的治疗作用。

保持与发扬针灸特色，不只有利于对诊断明确的疾病提高疗效，而且由于针灸特色是中医诊疗思路的展现，所以即使遇到现代医学诊断不明的疾病和新发现的疾病，也可以按照中医理论辨证选穴和辨证施术。

自从20世纪中叶以来，在针灸的发展进程中，同现代科学技术特别是现代医学科学技术发生了激烈的碰撞，多种观点纷呈，把针灸推到了十字路口。诸多观点中，有一种在西医里颇具影响的观点，主张凭借现代科学技术，改变传统的针灸方式，把它纳入西医理论框架之中。

如果按照这种观点发展下去，针灸的特色势必彻底丧失，针灸

的优势也就不复存在。那么，针灸的发展是不是不需要现代科学技术呢？当然不是，在科学昌明的今天，针灸要发展，不但不能回避现代科学技术，而且必须积极地与现代科学技术相结合，逐步实现针灸现代化。在现代化的进程中，只要坚持以中医理论体系为根本，让现代科学技术为发展中医理论和发扬针灸特色所用，针灸就会前景辉煌。

第八章 针灸可治疗的各种病症

迷你知识卡

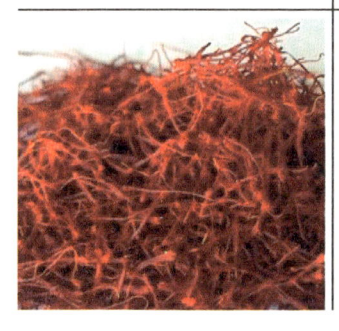

藏红花

藏红花，一种鸢尾科番红花属的多年生花卉，也是一种常见的香料。

主要分布在欧洲、地中海及中亚等地，明朝时传入中国，《本草纲目》将它列入药物之类，中国浙江等地有种植。

图书在版编目（CIP）数据

中医针灸 / 吴雅楠编著. -- 长春：吉林出版集团股份有限公司, 2014.7
（争奇斗艳的世界非物质文化遗产：彩图版 / 沈丽颖主编）
ISBN 978-7-5534-5107-7

Ⅰ.①中… Ⅱ.①吴… Ⅲ.①针灸疗法 Ⅳ.①R245

中国版本图书馆CIP数据核字(2014)第152281号

中医针灸
ZHONGYI ZHENJIU

作　　者	吴雅楠
出版人	吴　强
责任编辑	陈佩雄
开　　本	710 mm×1 000 mm　1/16
字　　数	150千字
印　　张	10
版　　次	2014年7月第1版
印　　次	2023年4月第4次印刷
出　　版	吉林出版集团股份有限公司
发　　行	吉林音像出版社有限责任公司
	吉林北方卡通漫画有限责任公司
地　　址	长春市福祉大路5788号
发　　行	0431-81629667
印　　刷	鸿鹄（唐山）印务有限公司

ISBN 978-7-5534-5107-7　　　定价：45.00元

版权所有　　侵权必究

的优势也就不复存在。那么,针灸的发展是不是不需要现代科学技术呢?当然不是,在科学昌明的今天,针灸要发展,不但不能回避现代科学技术,而且必须积极地与现代科学技术相结合,逐步实现针灸现代化。在现代化的进程中,只要坚持以中医理论体系为根本,让现代科学技术为发展中医理论和发扬针灸特色所用,针灸就会前景辉煌。

第八章 针灸可治疗的各种病症

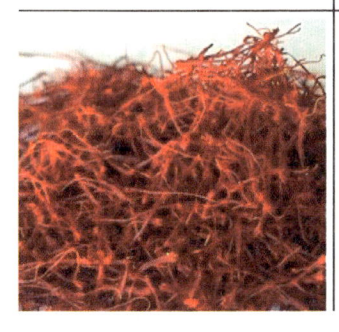

迷你知识卡

藏红花

藏红花,一种鸢尾科番红花属的多年生花卉,也是一种常见的香料。

主要分布在欧洲、地中海及中亚等地,明朝时传入中国,《本草纲目》将它列入药物之类,中国浙江等地有种植。

图书在版编目(CIP)数据

中医针灸/吴雅楠编著.——长春:吉林出版集团股份有限公司,2014.7
(争奇斗艳的世界非物质文化遗产:彩图版/沈丽颖主编)
ISBN 978-7-5534-5107-7

Ⅰ.①中… Ⅱ.①吴… Ⅲ.①针灸疗法 Ⅳ.①R245

中国版本图书馆CIP数据核字(2014)第152281号

中医针灸
ZHONGYI ZHENJIU

作　　者	吴雅楠
出 版 人	吴　强
责任编辑	陈佩雄
开　　本	710 mm×1 000 mm　1/16
字　　数	150千字
印　　张	10
版　　次	2014年7月第1版
印　　次	2023年4月第4次印刷
出　　版	吉林出版集团股份有限公司
发　　行	吉林音像出版社有限责任公司
	吉林北方卡通漫画有限责任公司
地　　址	长春市福祉大路5788号
发　　行	0431-81629667
印　　刷	鸿鹄(唐山)印务有限公司
ISBN 978-7-5534-5107-7	定价：45.00元

版权所有　侵权必究